8체질의학의 키

체질맥진

體質脈診

Key of ECM

체질맥진

體質脈診

Key of ECM

이 강 재

杏林書院

發刊을 祝賀하며

먼저 발간을 衷心으로 축하드립니다.
대학 졸업 동기라는 핑계로 엮여서 이강재 원장의 冊에 자꾸 글을 쓰게 됩니다.

사실 저는 8체질의학과 體質脈診을 잘 모릅니다. 醫史學 전공자로서 그동안 體質醫學에 관한 글을 거의 안 쓴 것을 반성하고, 체질의학에 대한 역사를 정리해 보고자 근래에 마음을 먹은 참이었습니다. 그러던 중에, 8체질의학 연구에 몰두하고 있는 이강재 원장이 자신의 入門 20년을 기념하는 책으로, 체질맥진에 관한 책을 낸다는 소식을 접하고 매우 기뻤습니다.

제가 2012년 4월에 민족의학신문에 李賢在 선생에 관한 글을 기고한 적이 있는데, 그때 이강재 원장이 보낸 書信과 자료를 받고 李 원장과 새로운 인연이 생겼습니다. 그리고 저도 8체질의학에 관한 관심을 일으키게 되었습니다.

제목만 보아서는 단순히 체질맥진을 하는 방법에 관해 설명하는 책이겠거니 하였는데 이강재 원장이 보내온 원고를 보니, 體質脈診의 성립과 體質脈圖의 구성원리와 변화를 역사적 자료와 근거를 들어 窮究한 놀라운 내용을 담고 있었습니다. 체질맥진에 대해서 이렇게 다방면으로 궁리하고 분석하고 설명한 책은 만난 적이 없습니다. 의사학적으로도 매우 중요한 내용을 지닌 책이라고 생각합니다.

이강재 원장과 함께 연구하고 있는 臨床8體質研究會에도 축하의 말씀을 드리고, 이분들의 임상과 연구 활동이 날로 발전하고 융성하기를 빌어 마지않습니다. 고맙습니다.

2017년 3월 2일
경희대학교 한의과대학 학장 김남일

8체질의학의 키 _Key of ECM

8체질의학을 이루는 요소 중에서 특별한 것은 체질맥진법 체질침법 체질영양법 이 세 가지입니다. 뒤의 두 가지는 체질치료법(예방법)이고 체질맥진법은 체질감별법입니다. 환자의 체질을 감별하지 못하면 치료행위 자체를 할 수 없으니, 세 가지 중 중요도를 따진다면 체질맥진법이 으뜸일 것입니다.

이렇게 중요하기도 하지만 체질맥진은 입문자를 괴롭히는 장벽이 되기도 합니다. 수많은 동료들이 이 장벽을 넘지 못하고 중도에 포기했습니다. 또 임상을 지속하고 있는 사람들 중에는 엉뚱한 감별도구로 갈아탄 경우도 많습니다. 그것을 스스로는 발전이라고 치장하고 있는지도 모르겠습니다. 자신은 맥진 포기자가 아니라 대중으로부터 인정받은 上位 레벨자라고 말입니다. 물론 지극히 간소하게 보이는 體質脈診 말고, 요란한 도구와 장치를 대중 앞에 제시하면 그것이 더 그럴싸하게 보일 수 있습니다. 하지만 그 어떠한 감별도구도 체질맥진을 능가할 수 없다는 것이 사실입니다.

저는 1997년 봄에 8체질의학에 입문했습니다. 그래서 올해가 입문 20년이 되는 해입니다. 저의 20년을 기념할 집필 아이디어가 많았습니다.

體質脈診을 단독 테마로 하는 책을 쓰려고 결정을 하니 興이 절로 솟았습니다. 제가 20년을 수련했지만 체질맥진은 여전히 만만하지 않은 상대입니다. 그래서 도전해야 한다는 욕망이 더 넘쳐납니다. 제가 2009년부터 펴낸 몇 권의 책처럼 이 『體質脈診』 역시 세상에 없던 책입니다. 제가 20년간 모으고 습득한 자료와 지식, 그리고 경험을 모두 이 안에 녹여 넣겠습니다. 그런 후에 저의 20주년을 벅차게 自祝하겠습니다.

그동안 저를 도와주시고 질책해주시고 격려해주신 여러 선생님들께 머리 숙여 깊이 感謝드립니다.

2017년 2월 25일
上道洞에서 이강재 씀

CONTENTS

[2] 체질맥도

[3] 체질맥도 분석

[4] 체질맥

[5] 체질맥진 진행방법

[6] 토음체질 감별법

[7] 체질맥진 훈련

[8] 체질감별 요점

[1]
체질맥의 발견

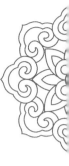

1. 體質脈이 진짜로 있습니까?

蝸牛 [1]
체질맥이 진짜로 있습니까?

迷道 [2]
　예전에 강남의 某한의원에 꽤 많은 인원이 모여서 체질맥진 프로젝트를 진행한 적이 있습니다. 경희대학교 대학원에서 한방진단학을 전공하는 팀이 주관한 행사였습니다.

蝸牛
그 행사가 제 질문과 관계가 있습니까?

迷道
　아니오. 그때 안대를 끼고 이 방 저 방으로 왔다 갔다 하면서 참 분주했습니다. 그런데 누군가가 누군가에게 낮은 소리로 이런 말을 건네는 겁니다.

---

1) 蝸牛는 달팽이인데 假想의 질문자입니다. 달팽이는 느립니다. 모든 길을 온몸으로 바닥을 밀면서 갑니다.
2) 迷道는 저의 筆名입니다. 道를 찾아 헤맨다는 의미를 갖고 있습니다.

蝸牛
무슨 말을요?

迷道
"체질맥이 정말 있나봐."
"거 참 신기하네."
이런 말이요.

蝸牛
그런 모임에 처음 참석하는 사람이었겠지요.

迷道
그래서 고개를 돌려서 그 사람의 얼굴을 보았습니다. 그랬더니 제가 아는
사람인데 그런 행사에 처음 참석하는 사람은 아니었습니다.
제가 듣기로, 그는 전국의 잘 한다는 8체질 한의원을 순례하면서 원장에게
맥진을 잡혀본다는 바로 그 사람이었습니다.

蝸牛
원장에게, 8체질 공부하는 한의사라는 것을 숨기고 간다는 뜻이지요?

迷道
네 그 사람은 부산이 집인데 전국으로 많이 돌아다녔다고 들었습니다.

蝸牛

그래서 그 사람에게 뭐라고 하셨나요?

迷道

아뇨. 그냥 좀 그가 왜 그런 말을 했을까 의아해하는 마음만 속으로 품었습니다.

체질맥이 정말 있는지 당일에 놀란 정도라면, 그동안 전국을 돌면서 무엇을 느끼고 배웠다는 것인지 궁금하기는 했습니다.

그런데 나중에 보니 그의 말이 이해되는 바가 있었습니다.

蝸牛

어떤 반전이 있나요?

迷道

이건 그때 그 사람의 말과는 썩 들어맞는 건 아니고요. 그 사람은 토음체질이었던 겁니다. 그러니 전국을 다니면서 만난 8체질의사들이 아마 그의 체질을 여덟 가지로 모두 보지 않았을까 하는 짐작이 들었습니다.

그 사람은 원장들을 만나면 만날수록 무척 당황스러웠던 겁니다.

체질맥이 과연 존재하는지 의심이 들 정도로.

蝸牛

그런데요?

迷道

그런데 여러 명이 모여서 각자 눈을 가린 채 한 사람을 대상으로 함께 체질맥진을 하는데, 그 대상이 공통적인 체질로 나오는 것을 보게 된 겁니다.

자신을 잡은 전국의 원장들은 모두 제각각이었는데 말이죠.

蝸牛
그렇다면 체질맥이 진짜로 있는지 묻는 질문은 멍청한 질문입니까?

迷道
아닙니다. 제가 곰곰이 생각해보니 처음 체질맥진을 배우려는 사람은 당연히 제일 먼저 품는 질문일 거라는 깨우침이 생겼습니다. 물론 입문하는 사람들의 태도는 각 체질마다 다르겠지만요.
저는 당연히 체질맥은 있다고 믿고 공부를 시작했기 때문에 그 질문이 중요하다는 생각을 미처 하지 못한 겁니다.

蝸牛
그럼 체질맥은 진짜로 있습니까?

迷道
네 물론입니다.

蝸牛
아주 간단하게 대답하시는군요.

迷道
이 대답에 무슨 군더더기가 필요하겠습니까?
한 마디 첨언한다면, 體質脈을 발견한 권도원 선생은 위대합니다.

2. 體質脈의 시작

蝸牛

體質脈은 어떻게 발견되었나요?

迷道

저는 체질맥이 발견되기 전에 권도원 선생이 디자인한 脈圖가 있었다고 추정하고 있습니다.

蝸牛

어느날 우연히 체질맥이 발견된 것이 아니라는 말입니까?

迷道

네 그렇습니다. 인류 역사 속의 중요한 發見들이 그렇지 않습니까?

蝸牛

무슨 뜻입니까?

迷道

金의 효용과 가치를 전혀 모르는 未開人이 있다고 합시다.
그가 걸어 다니는 길이 온통 金 原石이라 하여도 그의 눈에는 그저 다른 돌멩이와 다르지 않을 것입니다.

蝸牛

그럼 미리 作圖된 맥도가 있었다면 그런 아이디어는 어디로부터 얻었을까요?

迷道

　後世에 經絡治療派라고 불린 일본 古典派의 比較脈診이라고 짐작합니다.

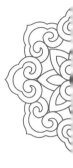

3. 比較脈診과 李在元

蝸牛

비교맥진이라고요? 좀 생소한데요. 和鍼하는 분들이 쓰는 방법 아닌가요?

迷道

저는 화침은 잘 모르는데, 지인한테 들으니 아마 그런 것 같습니다.

蝸牛

화침은 舍岩鍼의 一派라고 알고 있는데요?

迷道

네 그렇습니다. 비교맥진을 화침에서 사용하기는 하지만 일본이 원류입니다.

蝸牛

그렇습니까? 그럼 어떻게 비교맥진이 사암침하는 사람들에게 유입되었습니까?

迷道

小谷 李在元 선생의 영향이라고 생각합니다.

蝸牛

점점 흥미롭군요.

迷道

　小谷 선생에 대해서는 다른 책에서 좀 더 자세히 말할 기회가 있을 것입니다.

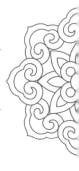

4. 권도원과 李在元

蝸牛

그럼 권도원 선생이 소곡 이재원 선생의 영향을 받았습니까?

迷道

처음에는 그럴 거라고 짐작하고 탐색을 했습니다.
결론적으로 말한다면 그렇지 않았습니다.

蝸牛

그럼 두 분은 서로 몰랐고 만난 적이 없습니까?

迷道

아니요. 서로를 알고 있었고 만난 적도 있습니다.

蝸牛

두 분의 연배는 어떻습니까?

迷道

小谷 선생이 1901년생이니 20년 쯤 연상입니다.

蝸牛

小谷 선생이 영향을 주지 않았다면 권도원 선생은 무엇을 참고했다는 것입니까?

迷道

중요한 단서는 여구혈입니다.

蝸牛

아니 지금 체질맥 이야기하다가 어인 여구혈입니까?

迷道

혼마 쇼하쿠(本間祥白)가 쓴 『鍼灸經絡治療講話』라는 책이 있습니다.

5. 權度杬과 古典派

蝸牛

이러다가 **體質脈** 얘기를 하지 못하고 이야기가 영 엉뚱하게 흘러갈 것 같습니다.

迷道

네 그렇지요. 去頭截尾하고 간단하게 말합시다.

권도원 선생은 눈병이 났던 逸話에서 蠡溝[3]혈을 말했습니다. 그런데 舍岩鍼에서는 여구혈을 쓰지 않습니다. 권도원 선생이 눈병 치료와 관련해서 여구혈을 말한 것은, 권도원 선생이 혼마 선생의 책을 봤다는 증명이라고 생각합니다.

蝸牛

네 그렇군요. 비교맥진은 어떤 관계인가요?

迷道

『鍼灸經絡治療講話』에는 鍼法에 관한 내용만 있는 것이 아닙니다.

그들이 사용하던 진단도구에 관한 내용도 있습니다.

---

3) 여구혈은 요즘 유행어로, 권도원 선생의 스모킹 건(Smoking Gun)이라고 할 수 있습니다.

蝸牛

그럼 古典派가 사용하던 진단도구가 비교맥진입니까?

迷道

네 아래에 그 책의 일부를 올려보겠습니다.

蝸牛

古典派가 經絡治療派입니까?

迷道

네, 그들은 자신들의 치료체계를 經絡治療라고 命名했습니다.
그 체계 안에 있는 중요한 진단도구가 비교맥진입니다.

本間祥白 著『鍼灸經絡治療講話』[4]의 일부 p.179

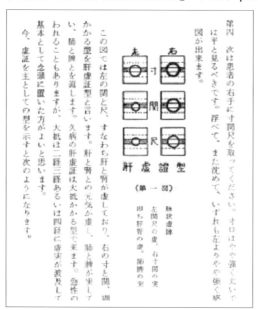

---

4) 本間祥白,『鍼灸經絡治療講話』醫道의 日本社, 1972.(제9版)

6. 比較脈診

蝸牛

오호! 마치 체질맥도처럼 생겼습니다?

迷道

　네 비교맥진도를 자세히 보면 체질맥도에서 연상되는 맥도가 있습니다.

肺虛證型　　　脾虛證型　　　心虛證型

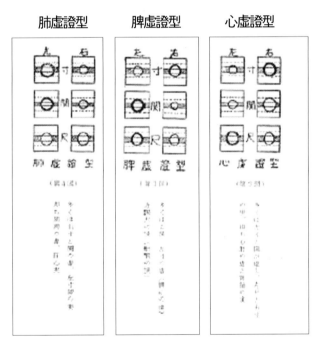

蝸牛

동그라미가 맥의 세기를 표현한 것이라면 「1차 논문」의 맥도와 비슷합니다.

迷道

그렇지요. 잘 보셨습니다.

蝸牛

그럼 비교맥진이 무엇인지 설명해 주십시오.

迷道

전통한의학에서 三部脈의 左右는 五行으로 보면
좌측맥은 寸/關/尺이 火/木/水이고, 우측맥은 金/土/(命門)입니다.

蝸牛

네 당연하지요.

迷道

이렇게 좌측과 우측이 서로 상극관계가 되는 요소에서 맥동의 세기를 비교해 보는 것입니다.

蝸牛

그러니까 양쪽 맥을 함께 잡고 보는 것이겠군요.

迷道

네 그렇습니다. 비교맥진이 어떻다는 전체적인 개념만 알면 되니 이 정도만 하겠습니다.

7. 比較脈診의 효용성

蝸牛

그렇다면 비교맥진을 통해서 무엇을 봅니까?

迷道

고전파는 숨뿜선생의 침법을 고스란히 가져다가 사용합니다.

즉 사암침법의 허실보사를 사용하기 위하여 장부의 허실을 판별하는 도구로 비교맥진을 이용하는 것입니다.

蝸牛

좌우맥의 강도를 비교한다. 체질맥진과도 약간 비슷한 구석이 있네요?

迷道

네, 저는 비교맥진이 전통적인 맥진과 체질맥진의 중간적인 개념을 가지고 있다고 생각합니다.

8. 體質脈의 발견

蝸牛

그렇다면 비교맥진으로부터 어떻게 체질맥이 발견되었다고 생각하십니까?

迷道

예상과 달리 作圖에는 없는 것이 나타난 것입니다.
예상하고 예측할 수 있는 뻔한 것이었다면 너무 싱겁지 않습니까?

　　권도원 선생이 경락치료파 계열의 일본책[5]을 보고 참고했다면, 분명히 비교맥진에 대해서 알았을 것입니다. 그리고 그것을 시험해보기도 하였을 것입니다.

　　그로부터 생긴 아이디어를 통해서 8가지의 맥도 샘플[6]을 만들어보기도 했을 거라고 저는 상상해 보았습니다. 그것을 책상이든 어디든 자신이 일을 하는 곳에 그려놓았을 것입니다.

　　이것이 바로 관심입니다. 金을 얻을 수 있는 原石에 대한 관심 말입니다.

　　그리고 당시에는 정형화된 체질감별법에 목말라 있었고 그런 방법을 찾기 위해 집중해 있던 때였습니다.

　　그러던 어느날 자신이 만들어 놓은 작도 속에 있었던지 아니면 작도에서는

---

5) 經絡治療派의 책들은 거의 本間祥白이 정리하고 저술했습니다.
6) 구상은 假說입니다. 8종류의 脈圖가 먼저 구상되지 않았다면 결코 체질맥을 발견하지 못했을 거라고 저는 생각합니다. 권도원 선생은 2011년 5월에 나온 『월간조선』과의 인터뷰에서 체질맥진의 숙련도에 대해서 말하면서 "8체질은 맥을 짚기가 정말 어렵습니다. 20만 번은 해봐야 겨우 감이 와요."라고 말했습니다. 이렇게 짚기가 어려운 체질맥을 기본적인 구상 없이 발견할 수는 없다고 생각합니다.

전혀 예상하지 못했던 것이었던지 우연하게도 체질맥이 발견된 것입니다.

우연히 발견된 것은

1) 左와 右의 尺脈이 동시에 强하게 뛰는 경우
2) 左와 右의 關脈 부위에서 동시에 强하게 뛰는 경우

아마도 위 두 케이스 중에 하나였을 가능성이 많습니다.

1)의 경우를 보면, 비교맥진에서는 右尺脈의 强弱을 다른 臟腑의 脈과 비교하지 않습니다. 그러니 비교맥진법에는 이에 관한 기본자료가 없다는 것입니다.

2)의 경우는, 肝(木)과 脾(土)는 서로 相剋관계라 양쪽이 동시에 强하게 뛰는 경우는 比較脈診으로는 괴리입니다.

1)의 경우는 수양체질의 체질맥이고, 2)의 경우는 목양체질의 체질맥입니다. 감별을 한다면 2)의 경우가 훨씬 쉽지만, 傳言에 의하면 권도원 선생이 최초로 발견한 체질맥은 수양체질의 체질맥이라고 합니다.[7]

---

7) 어떤 목적에 의해 진실을 쉽게 숨기는 분이라 이 언급을 온전히 믿기는 힘듭니다.

9. 8체질의학의 날(ECM day)

蝸牛

체질맥은 언제 발견되었습니까?

迷道

저는 1964년 연말쯤이라고 짐작합니다.

蝸牛

그럼 8체질의학의 날이 그 날과 연관이 있습니까?

迷道

현재 기념되고 있는 8체질의학의 날(ECM day)는 10월 24일입니다.
하지만 이 날은 좀 뜬금없는 날입니다.

蝸牛

매년 유명한 호텔에 모여서 기념하고 있는데요?

迷道

10월 24일은 국제연합일(UN day)입니다.
10월 24일에 8체질의학의 날 기념행사에 참석하는 사람들은 그날이 도쿄에서 체질침 논문이 최초로 발표된 날이라고 들었고 그렇게 알고 있을 것입니다.

蝸牛

저도 그렇게 알고 있습니다.

迷道

일본침구치료학회가 주최한 국제침구학회는, 1965년 10월 18일에서 10월 20일까지 3일간 일본 도쿄의 동경문화회관에서 열렸습니다.

蝸牛

아니 그렇다면 어떻게 학회가 끝난 다음에 논문을 발표할 수가 있습니까?

迷道

그러니까 자료를 찾기가 어려운 것도 아니고, 조금만 확인하면 알 수 있는 것을 무턱대고 믿고 있으니 참 멍청한 것이 아닙니까?

蝸牛

쉽게 확인할 수 있는 기록이 있습니까?

迷道

『大韓漢醫學會報』에도 남아 있고, 일본침구치료학회가 1966년에 발간한 『國際鍼灸學會誌』가 국립중앙도서관에 소장되어 있습니다.

『대한한의학회보』 제20호 1965. 12.

A Summary of the Thesis
"A Study of Constitution Acupuncture"
By
Do Won Kuan

A Report To International Congress of Acupuncture In Tokyo. - October 20, 1965

蝸牛

네 정확하게 기록이 남아있군요.

迷道

1965년 10월 20일(水)이고, 오전 9시부터 발표를 시작했습니다.

蝸牛

엉뚱한 날을 기념하고 있는 셈이군요?

迷道

그런 셈이지만, 이날로 된 것은 좀 의도적입니다.
원래는 1970년대 초반에 한국체질침학회에서 체질침의 날(C-A day)을 기념했었습니다.

『현대 한방 강좌』는 1963년에 初版이 나왔는데, 이 내용이 실린 것은 1971년 판 이후일 것입니다. 아래와 같은 내용이 있습니다.

> 이 새로운 체질침의 출현은 분명히 《동의수세보원》 이래 침체되고 있던 체질의학 분야에 있어서 결정적인 새 활로를 열어줄 뿐만 아니라 새시대의 새의학의 신기원을 이룰 획기적인 사실로 여겨지는 대발명임에 틀림없는 것이다.
> 현재 경희대학교 대학원에서 이를 전공하는 과정이 있어 크게 기대되는 바 있으며 또한 한국체질침학회에서는 매년 10월 23일을 '체질침의 날(C-A Day)'로 정하고 권도원 회장을 중심으로 많은 회원들이 모여 연구가 계속되고 있으므로 머지않아 인류 보건에 크게 이바지할 큰 업적이 나타날 것으로 기대되는 바이다.[8]

蝸牛

8체질의학의 날에 祖上이 있는 거군요?

迷道

위에 나와 있듯이 체질침의 날은 10월 23일이었습니다.

---

8) 박성수, 염태환, 『현대 한방 강좌』 1971. p.22.23

蝸牛

그날이 무슨 날입니까?

迷道

韓國體質鍼學會에서 체질침을 배우던 제자들이 선생님의 탄생일로 체질침의 날을 정했던 것입니다.

蝸牛

아, 권도원 선생의 생일을 기념했던 거군요.

迷道

그건 이현재 선생이 주도했던 사상의약보급회와 사상의학회에서 東武 이제마 선생의 탄생일을 기념했던 것과 같은 전통인 겁니다.

蝸牛

1970년대 초라면 권도원 선생이 젊은 시절인데, 그리고 학회에서 공식적으로 아직 살아 있는 선생님의 탄생일을 기념한다는 것이, 받는 사람도 좀 쑥스러운 일일 것 같은데요?

迷道

네 하여간 그렇게 기념하다가 어느날 권도원 선생이 기념일을 10월 24일로 바꾸자고 학회 부회장인 염태환 선생에게 지시를 했다는 것입니다.
왜 그러시냐고 물었더니 그날이 국제연합일이기도 해서 기억하기가 더 좋다고 했다는데, 썩 어울리는 이유는 아니라고 생각합니다.

蝸牛

그런데 왜 이 이야기를 우리가 이렇게 오래 하게 된 거죠?

迷道

그리고 권도원 선생은 이후에 10월 24일이 자신의 생일이라고 주장했습니다. 이렇게 권도원 선생이 평소에 외부로 대처하는 태도와 자세에 대해서 말씀드리기 위해서 체질맥과는 별 상관없어 보이는 이야기를 장황하게 했습니다.

10. 체질맥 발견의 날

蝸牛

그럼 체질맥 발견의 날은 공개되지 않았습니까?

迷道

저는 그날이 정확하게 어느 날인지는 모릅니다.
남아 있는 자료를 탐색하고 분석해보았을 때, 1964년 연말쯤이라고 짐작합니다.

蝸牛

권도원 선생은 본디 날짜에는 관심이 별로 없는 분이 아닐까요?
8체질의학의 날을 정한 과정을 듣고 보니 그런 생각이 듭니다.

迷道

그렇지 않습니다.
권도원 선생은 여러 매체에 기고한 기고문 말미에 꼭 투고일을 남겼고, 8체질의 명칭을 개정한 날을 「2차 논문」에 남기기도 했습니다. 어차피 논문을 통해서 명칭을 개정한 것을 알린 것인데도 말입니다. 그렇게 날짜에 민감합니다.
그래서 체질맥을 처음 발견한 날이라면 그 날짜를 아주 자랑스럽게 얘기할 만도 한데, 기고문이든 강연이든 인터뷰든 그냥 발견했다고 하고 연도나 날짜를 밝히지 않았습니다.

蝸牛

평소 날짜에 그렇게 신경을 썼다면 좀 이상하긴 하네요.

迷道

네 무슨 사연이 있는 건지 저로서는 잘 이해되지가 않습니다.

체질을 감별할 수 있는 도구를 집중해서 찾던 시기가 있었고, 마침내 첫 번째 체질맥을 발견했고 그리고 순차적으로 나머지 일곱 체질맥도 발견했던 것이라면, 첫 번째와 여덟 번째 발견 사이는 상당한 시간이 필요했겠지요. 그리고 발견의 시간보다 더 많은 시간을 들여서 검증을 했다고 주장하고 있기도 하고요. 그런데 이 발견과 검증의 과정이 거의 1964년의 반년 정도만에 이루어져야 했던 것입니다. 물리적으로 이것이 가능한 것인지는 잘 모르겠습니다.

11. 체질맥 발견의 날 추정 근거

蝸牛

체질맥 발견의 날을 1964년 연말쯤이라고 추정한 근거는 무엇입니까?

迷道

권도원 선생이 『醫林』 제45호에 기고[9]한 [體質과 鍼]이라는 글이 있습니다.

이보다 앞선 『醫林』 44호에 제13회 세계침구학회 초청 광고가 나옵니다. 당시 유럽에서는 국제침술학회(SIA)가 개최하는 국제침술학회[10]가 개최되고 있었습니다. 제13회 학회는 1965년 5월 8일에서 12일까지 오스트리아 비엔나에서 개최하기로 예정되어 있었고, 이 학회에 논문을 낼 한의사를 초청한다는 광고였습니다.

이 학회에 참석하고자 하는 인사들의 명단을 1964년 9월 20일까지 학회준비위원회에 제출해야 한다는 내용이었습니다.

권도원 선생은 앞선 학회인 제12회 대회[11]에 서울시한의사회를 대표하여 참석하기로 했었으나 여권 문제 때문에 출국하지 못한 경험이 있습니다. 이때 권도원 선생이 서울시 대표로 선발되는 과정에 불만을 품었던 사람이 있었습니다.[12] 그러니 권도원 선생이 다시 대표로 선발되어 오스트리아에 가야 한다면 분명한 명분이 필요했습니다.

---

9) 『醫林』 제45호 1964년 9월 30일
10) International Congress of Acupuncture
11) 중화민국침구학회 주최로 대만 타이뻬이에서 1962년 10월 6일부터 8일까지 열렸습니다.
12) 『醫林』 제44호 p.25 [국제학회에 초청 받을 때 우리의 태도]

[體質과 鍼]의 기고일은 1964년 9월 30일입니다. 이 글의 성격은 자신이 개발한 體質鍼을 소개하는 소논문과 같습니다. 먼저 의학의 역사를 말했고(서론), 고혈압을 예로 들어 질병의 발생 원리에 대한 자신의 이론을 밝혔으며(병리), 치료법을 개발하게 된 배경과 치료원리(치료법)를 설명했습니다.

그런데 체질맥진법에 대한 내용은 글의 어디에도 없습니다. 선생은 이때로부터 먼 후일에, "지구상에 완전한 감별법을 가진 체질론은 8체질론뿐이며 감별법 없는 체질론은 실용의학이 될 수 없다"[13]고 설파한 바 있습니다. 만약 이때 體質脈이 발견되었다면, 그 중요한 내용을 자신의 학회 참석 명분을 쌓으려는 글에 싣지 않았을 리가 없습니다. 그러니까 권도원 선생은 1962년의 경우와 같이 1964년 9월쯤에도 자신의 독창적인 체질감별법은 없는 채로 오스트리아에 가려고 했던 것 같습니다.

그런데 이후에 놀라운 변화가 생깁니다.

오스트리아로 보낼 논문의 제출기한은 1965년 3월 15일이었습니다. 권도원 선생은 오스트리아침술학회에 논문을 보냈습니다. 「1차 논문」[14]에 아래와 같은 내용이 있습니다.

"필자의 본 연구의 일부는 1965년 5월 비엔나에서 개최되었던 제13회 국제 침술학회에 요하네스 비스코 박사를 통하여 보고된 바 있다."

그리고 연이어 이런 내용이 나옵니다.

"그 이후 필자는 '8病型의 脈相'이라는 제목이 붙은 그림10을 포함하여 몇 가지 용어를 개정할 필요성을 느껴 본 논고를 통하여 이를 개정하였다."

오스트리아에 보낸 논문에는 '8병형의 맥상'이라는 제목으로 체질맥도가 실려 있었다는 것입니다. 9월 30일 이전에는 없던 '8병형의 맥상'이 1964년 9월

---

13) 1995. 5. [체질은 왜 여덟인가]『빛과 소금』122호
14) Dowon Kuan, 「A Study of Constitution-Acupuncture」 1965. 10.

30일과 1965년 3월 15일 사이에 권도원 선생의 역사 속에 등장하게 된 것입니다. 1965년 3월 15일까지 오스트리아침술학회에 논문을 제출했다면, 이 논문을 준비하는 기간 즉 논문의 작성과 번역에 소요되는 시간을 고려하면, 체질맥 발견의 기간 폭은 위에 제시한 기간보다 훨씬 좁아집니다.

그래서 제가 체질맥 발견 시기를 1964년 연말이라고 추정하는 것입니다.

이 당시에 권도원 선생이 오스트리아로 보낸 논문 자료를 구해보려고 제 나름대로 노력을 했습니다. 오스트리아 비엔나에서 동양의학적인 임상을 하고 있는 현지 의사와 연락이 닿은 적도 있습니다. 하지만 그분에게서 좋은 소식을 듣지는 못했습니다.

제가 이 논문 자료에 집중하는 이유는 단 하나입니다. 권도원 선생이 공식적인 문서 형태로 남긴 최초의 체질맥도가 여기에 있기 때문입니다. 그리고 이 맥도는 1965년 5월에 1차 수정을 받게 됩니다.

"그 이후 필자는 '8병형의 맥상' 이라는 제목이 붙은 그림10을 포함하여 몇 가지 용어를 개정할 필요성을 느껴 본 논고를 통하여 이를 개정하였다. 심지어 그림11은 삭제해버렸다. 이제 필자는 현재의 수정된 논문을 제출한다."

그렇게 체질맥도가 수정된 논문이 1965년 10월 20일에 일본 도쿄에서 발표된 것입니다.

12. 1964년 9월 30일 이전이라면

蝸牛

혹시 체질맥이 1964년 9월 30일 이전에 발견되었을 가능성도 있는 것 아닌가요?

迷道

네 그럴 가능성은 있습니다. 체질맥을 발견하기는 했지만 공개적으로 발표할 만큼 충분히 검증되지 않아서 『醫林』 제45호에 [體質과 鍼]을 실을 때는 그 내용을 포함시키지 않았을 수도 있습니다.

蝸牛

그렇다면 다른 근거가 또 있습니까?

迷道

네 있습니다. 권도원 선생이 1963년 10월 23일에 『大韓漢醫學會報』에 투고한 [체질침 치험례][15]입니다.

이 임상 보고서에는 맥진과 관련하여 執脈이라는 용어가 단 한 번 나옵니다.

"나는 執脈과 몇 가지의 問診으로 病根이 少陽人의 胃熱에 있는 것을 알고 鍼으로 商陽, 厲兌, 三里, 委中을 迎하여 주었다."

위의 문장은 사용한 용어로 보나 처치방식으로 보나 1963년 10월의 인식이

15) 권도원, [체질침 치험례], 『대한한의학회보』 1권 7호, 1963. 11.

아직 「62 논문」[16]의 상태에 머물러 있음을 보여주고 있습니다. 「1차 논문」에 오면 위 처방과 같이 모든 혈에 迎法으로만 하는 방법은 없습니다.

그리고 執脈이란 체질맥진을 말한 것이 아닙니다. 집맥이 체질맥진이었다면 여타의 問診은 필요하지 않기 때문입니다.

그러므로 이글의 투고일인 1963년 10월 23일을 고려한다면 체질맥이 발견된 날을 추정할 수 있는 기간은 꽤 늘어납니다.

앞에서 추정한 것과 합한다면 1963년 11월부터 1965년 3월 사이의 어느날이었다고 하면 되겠습니다.

이렇게 체질맥 발견 시기가 1964년 9월 30일보다 훨씬 이른 시기로 앞당겨진다면, 최소한 [體質과 鍼]에 체질맥 발견에 대한 작은 단서라도 써넣지 않았을까 하는 것이 저의 생각입니다.

---

16) Dowon Gwon, 「The Constitutional Acupuncture」 1962. 9. 7.

13. 체질맥 발견의 위대성

蝸牛

책의 앞부분인데, 우리가 너무 지루하게 이 대목을 물고 늘어지고 있는 것은 아닙니까?

迷道

물론 그렇게 생각하는 독자들이 있을 것입니다. 하지만 이건 제 탓이 아닙니다. 권도원 선생 자신이 명확하게 밝혀 놓지 않았기 때문입니다.

궁금한 것을 알아내고 깨우칠 때까지 탐색하는 것은 공부하는 사람이라면 누구나 지녀야할 필수적인 자세입니다.

제가 이렇게 한다고 권도원 선생이 이룬 체질맥 발견의 위대성이 희미해지는 것도 아닙니다.

만약 그렇게 될까 염려한다면 그 위대성이란 애초에 잘못 포장된 것입니다.

저는 다른 어떤 업적보다 體質脈을 발견한 것에 권도원 선생의 위대성이 있다고 생각합니다. 8체질의학을 공부하면 할수록 체질맥진의 위대함을 절실하게 느끼게 됩니다.

그런데 왜 그런 위대성을 스스로 증명하지 않았습니까? 솔직하게 있는 그대로 기록하거나 알리지 않고 모호하게 표현하고 말았습니까? 이것이 가장 아쉬운 부분입니다.

14. 體質脈 발견의 神話

蝸牛

권도원 선생은 內臟構造나 체질맥의 발견에 대해서, 근래에 幻想을 통해 보았다[17]
는 말을 한다고 들었습니다.

迷道

네 그런 것은 권도원 선생의 기독교적 신념과 연결되어 있는 것 같습니다.
대화하는 사람이 종교적으로 서로 통하는 상대라면 그런 말을 쉽게 할 수
있을 것 같습니다.

하지만 이런 내용이 대중에게 알려지면 괜한 오해를 만들 수가 있습니다.

권도원 선생은 2009년 11월에 『미래한국』 김창범 편집위원과의 인터뷰에서
체질맥을 환상으로 보았다고 했답니다.

환상과 체질맥이라, 서로 어울리는 조합인가요? 과연 체질맥의 형상이 눈에
보일 수 있는 것입니까? 아니면 체질맥이 선생의 눈앞에 홀로그램처럼 3D 입
체 영상으로 펼쳐지기라도 했다는 말입니까?

혹시 그 환상 속에서 8체질의 脈圖를 보았다고 주장하려는 것은 아니겠지요.
만약 그런 주장이라면, 그것은 권도원 선생보다 앞선 누군가가 먼저 만들어 놓
은 것을 베꼈다는 자백과 다름없기 때문입니다. 그러면 권도원 선생은 체질맥

---

17) 한 번도 직접 相面한 적은 없지만 2001년부터 8체질이란 끈으로 묶여 절친이 된, 미국 캘리포니아에
있는 김재희 님은 제게 이렇게 말했습니다.
'권도원 선생이 자신의 체계를 갖게 된 기쁨의 표현을 종교적 신념으로 승화하여 표현한 것이라고 이
해하고 싶다' 고 말입니다.

의 최초 발견자가 아닌 것이 되고 맙니다.

권도원 선생은 神話를 만들고 싶은 것입니까? 기독교를 媒介로 뭉친 崇拜集團에게는 필요할지도 모르겠습니다.

[2]
체질맥도

1. 「1차 논문」[1] 脈圖

蝸牛

자료를 보니 체질맥진에서 사용하는 체질맥도가 여러 개 있던데요. 어떤 맥도를 보아야 합니까?

迷道

체질맥도가 제일 처음에 실린 곳은 권도원 선생의 체질침 「1차 논문」입니다.

체질침 「1차 논문」은 1965년 10월 20일에, 일본 도쿄에 있는 동경문화회관에서 공식적으로 발표한 체질침 논문을 말합니다. 1962년 9월 완성한 체질침 논문이 있지만 이 논문은 공식적으로 발표하지 않아서, 도쿄에서 발표한 논문을 「1차 논문」이라고 부릅니다. 그리고 1962년 논문에는 맥도가 없습니다.

---

1) Dowon Kuan, 「A Study of Constitution-Acupuncture」『國際鍼灸學會誌』醫道의 日本社, 1966.

「1차 논문」에 최초로 실린 체질맥도의 이름은 8병형의 8영상입니다.

8病型의 8映像_The pulse reflections of the 8 morbidities[2]

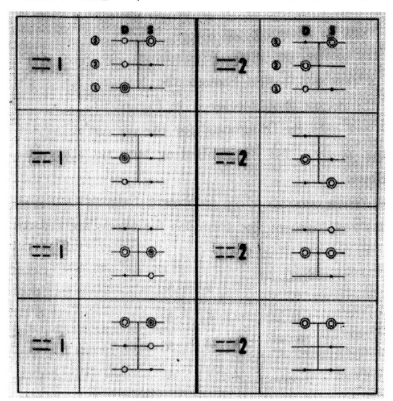

図10.　　8病證의 脈像　Fig 10. The pulse
(4)
reflections of the 8 morbidities

　맥도에서 볼 수 있듯이 左右로 배정된 손가락에서 느껴지는 맥의 세기를 점
과 동그라미 갯수를 이용하여 표시하였습니다.
　체질맥진을 시행할 때 이 맥도에서 참고할 바가 분명히 있지만, 현재 임상에
서는 이 맥도를 사용하지 않습니다.

---

　2) 이 그림은 「1차 논문」이 실린 『國際鍼灸學會誌』에 수록된 것입니다. 이 논문은 英文으로 작성된 것인
데, 학회 주최 측에서 이 맥도의 이름을 '8病證의 脈像' 이라고 번역하였습니다. '8病型의 8映像' 도 번
역인데 의미는 동일합니다.

2. 「2차 논문」[2] 맥도

> **蝸牛**
> 그렇다면 체질맥진에서는 어떤 맥도를 사용하는 겁니까?

> **迷道**
> 체질침 「2차 논문」의 맥도를 봅니다.

이 맥도의 이름은 8맥상입니다.

1973년 9월에 『중앙의학』에 발표한 체질침 「2차 논문」에 실린 맥도입니다. 맥도의 위로부터 금양체질, 금음체질, 토양체질, 토음체질, 목양체질, 목음체질, 수양체질, 수음체질의 순서로 맥도가 배열되어 있습니다.

권도원 선생은 이 논문에서 「1차 논문」의 맥도와 이 맥도가 '동일하다'고 밝혔습니다.

[3]

Fig. 6*　8體質의 脈相

LEFT…患者의 左手　　　　　RIGHT…患者의 右手

1…醫師의 第1指(食指)　2…醫師의 第2指(中指)　3…醫師의 第3指(藥指)

* 이 Fig.6은 1次發表文의 Fig. 10, 2次 發表文의 Fig.3과 同一하다.

— 611 —

---

2) Dowon Kuan, 「Studies on Constitution-Acupuncture Therapy」 『中央醫學』 中央醫學社, 1973. 9.
3) 권도원, 「體質鍼 治療에 관한 硏究」 『明大論文集』 제7집, 1974. 1.
　위 논문은 『明大論文集』에 실린 國譯文인데, 해당되는 내용은 「2차 논문」과 동일합니다.

8脈相_8 constitutional pulse formations

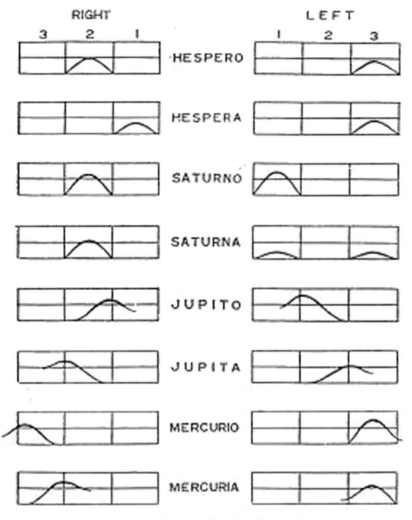

rig. 6.* 8 constitutional pulse formations.

LEFT—Left hand of patient   RIGHT— Right hand of patient
1—1st (index) finger of physician   2—2nd (middle) finger of physician
3—3rd finger of physician

하지만 이는 사실이 아닙니다. 1965년의 「1차 논문」의 맥도와 1973년의 「2차 논문」의 맥도 사이에는 아주 중요한 변화가 있습니다.

그것은 바로 체질맥의 방향성입니다. 이에 관한 중요한 단서를 제가 국립중앙도서관에서 발견을 했습니다.

권도원 선생은 공식적인 논문에 거짓을 적었던 것입니다.

3. 李柱松 맥도

蝸牛

국립중앙도서관에서 발견한 중요한 단서는 무엇입니까?

迷道

이주송이 1973년에 펴낸 『體質醫學』이라는 책입니다.

이 책에 脈圖가 있었습니다.

맥도에 적힌 파란색 글씨는 제가 맥도를 복사하고 메모한 것입니다.

사실 처음에 이 책을 발견했을 때는 이 맥도의 중요성을 몰랐습니다. 복사를 해서 자료 철에 꽂아 두고 잊었습니다.

그러다가 2013년 1월에 다시 생각이 났습니다. 그때 보니 복사된 맥도가 선명하지 않았습니다. 그래서 다시 도서관에 갔습니다.

이 맥도의 형태는 자세히 보면 「1차 논문」 맥도와 「2차 논문」 맥도의 중간에 위치한다는 것을 알 수 있습니다. 각 체질에서 위의 그림은 1차와 아래의 그림은 2차와 비슷합니다.

이주송 맥도[4]

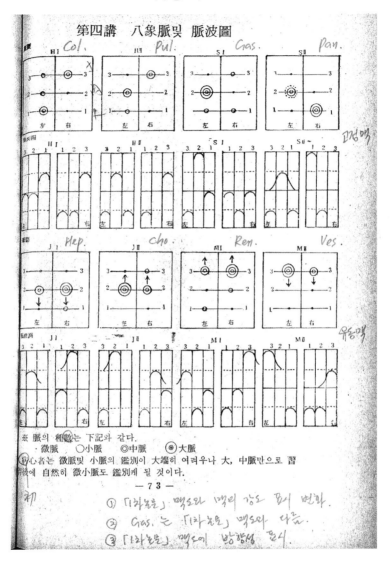

위의 그림을 중심으로 보면, 각 체질마다 맥의 세부적인 위치나 세기 표시에서는 「1차 논문」 맥도와 약간 다릅니다. 그렇지만 기본적인 형태는 비슷합니다. 결정적으로 다른 부분은 아래의 네 체질(Hep./Cho./Ren./Ves.)의 맥도입니

---

4) 素岳 李柱松 編 『體質醫學』 開拓社, 1973.

다. 이 네 체질에 「1차 논문」 맥도에는 없는 것이 표시되어 있습니다. 바로 화살표입니다.

이것이 바로 중요한 단서입니다. 「1차 논문」 맥도와 「2차 논문」 맥도가 동일한 맥도가 아니라는 결정적인 증거이기도 합니다. 화살표는 체질맥이 움직이는 방향을 표시한 것입니다. 그러니까 현재 우리가 알고 있는 개념으로 말하면 流動脈을 표시한 것입니다.

그리고 각 체질의 아래 그림에 「2차 논문」 맥도처럼 맥의 형태가 표현되어 있는 것을 볼 수 있습니다. 이 그림을 통해서 「2차 논문」의 맥도가 어떻게 構想되어 도출되었는지 가늠해 볼 수 있을 것입니다.

책을 펴낸 이주송은, 책에 실린 약력으로 추리해보면 1970년 前後에 한국체질침학회의 회원으로 활동했던 인물로 추정됩니다.

「1차 논문」의 맥도와 이주송 맥도를 비교해 보면, 각 부위별 맥의 강도를 「1차 논문」의 맥도보다 자세히 표시했습니다. SⅠ의 맥도는 「1차 논문」과 조금 다릅니다.

SⅠ은 토음체질인데, 이 체질의 맥도가 변화한 것은, 토음체질에 대해 새로운 경험들이 누적되면서 맥도를 수정해야 할 필요가 생겼던 것 같습니다. 「1차 논문」의 맥도와 비교하여 표시가 변화된 것을 표로 정리하였습니다.

변화된 부분	해당되는 체질
맥의 세기의 변화	HⅠ, SⅡ, JⅡ, MⅡ
방향성의 추가	JⅠ, JⅡ, MⅡ, MⅡ
맥도의 변화	SI

4. 방향성

그럼 대체 체질맥의 방향성이란 무엇입니까?

체질맥의 방향성이란 체질맥의 흐름입니다. 이것은 여덟 체질 중에서 목양체질, 목음체질, 수양체질, 수음체질, 네 체질에서 뚜렷하게 보입니다.

이 방향성으로 인해서 목양체질과 목음체질, 수양체질과 수음체질의 체질맥을 분명하게 구분할 수 있게 되었습니다.

위 네 체질의 체질맥은 유동맥입니다. 유동맥은 시작점과 끝점이 있고, 시작점에서 끝점까지 맥이 흐르면서 높낮이 차이가 생깁니다.

그리고 무엇보다도 중요한, 體幹에서 末端 방향으로, 혹은 말단에서 체간 방향으로 방향성을 갖습니다. 전자는 목양체질과 수음체질 체질맥에서, 후자는 목음체질과 수양체질 체질맥에서 보입니다.

물론 고정맥을 갖는 네 체질의 체질맥에도 방향성이 없는 것은 아닙니다. 하지만 이 네 체질의 체질맥은 아래에서 위로 솟아오르는 방향성을 가지므로, 체질맥을 표시한 맥도의 개별적인 형태가 높낮이만 다를 뿐 모양은 모두 비슷합니다.

5. 동그라미 맥도

蝸牛

그런데 왜 난데없이 동그라미입니까?

迷道

1996년에 배철환 등이 펴낸 『8체질 건강법』에 새로운 맥도가 들어있는데, 이 맥도를 편의상 동그라미 맥도라고 부르겠습니다.

8체질의 맥상

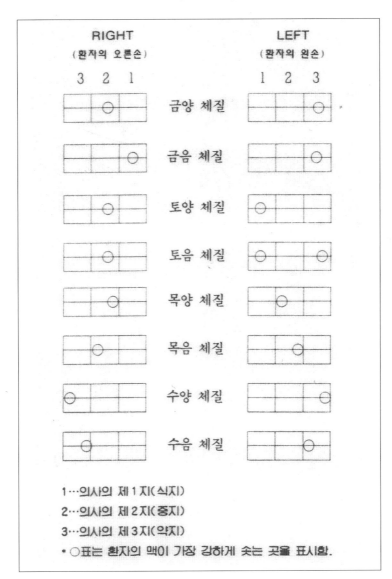

이 맥도의 이름은 8체질[5]의 맥상입니다.

---

5) 금양체질(Pul.), 금음체질(Col.), 토양체질(Pan.), 토음체질(Gas.), 목양체질(Hep.), 목음체질(Cho.),
   수양체질(Ren.), 수음체질(Ves.)

동그라미 맥도는 『8체질 건강법』과 일본 잡지 『自然醫學』 1997년 7월호에도 실려 있습니다. 『자연의학』 기고문은 권도원 선생이 직접 쓴 게 아니라 楊達先 선생이 일어로 번역하여 기고한 것입니다. 아마도 양달선 선생은 기고문을 쓴 시기에 본 『8체질 건강법』이 최신 정보라고 믿었던 것 같습니다.

8體質의 脈相 特徵

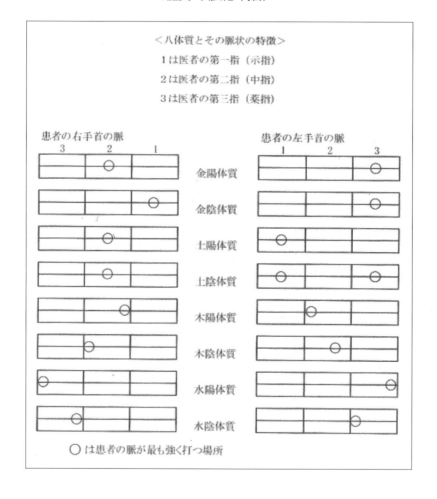

蝸牛

그렇다면 이 동그라미 맥도의 의미는 무엇입니까?

迷道

저도 그것이 오랜 숙제였는데, 우연히 단서를 발견했습니다.

권도원 선생은 2009년에, 『미래한국』과의 인터뷰에서 체질맥진의 방법에 대하여 당시까지 알려졌던 개념과는 조금 다른 방향으로 말하였습니다. 1지와 2지, 그리고 3지의 손가락에 일곱 군데의 부위가 있고, 그 일곱 군데의 부위에서 하나를 찾아내는 방법이라고 하였습니다.

양 쪽에 각각 일곱 군데의 부위에서 여섯 개가 없어지고 하나가 나타나야 하는데, 이렇게 나온 양 쪽을 합한 것이 하나의 체질을 나타내는 체질맥이라는 것입니다.

그때까지 「2차 논문」의 脈圖에서 보이는 맥의 흐름(stream)에 집중했던 저는 이 언급이 좀 애매했습니다.

그런데 우연히 보게 된 권도원 선생의 8체질의학 관련 특허출원서 중에서 이와 연관된 단서를 발견하였습니다.

[8체질의학에 의거한 체질 감별 맥진기 특허 출원 신청서][6]에 아래 그림이 나옵니다.

---

6) 출원번호 : 특 1996-077660 / 출원일자 : 1996년 12월 30일
  8체질의학에 의거한 체질 감별 맥진기

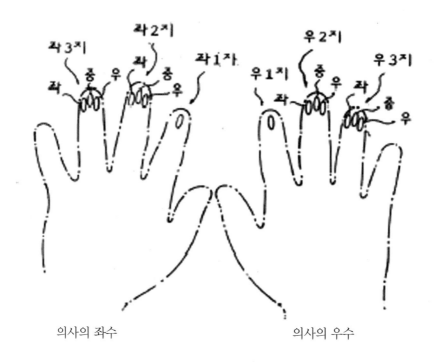

의사의 좌수   의사의 우수

그리고 그림의 아래에 다음과 같은 설명을 달았습니다.

左2指中과 右3指中이 强한 체질을 PULMOTONIA

左1指, 右3指中이 强한 체질을 COLONOTONIA

左2指中과 右1指가 强한 체질을 PANCREOTONIA

左2指中과 右1指와 右3指中이 强한 체질을 GASTROTONIA

左2指中과 右2指左가 强한 체질을 HEPATONIA

곰곰이 생각해보니 권도원 선생은 체질맥의 진행이나 흐름에 관하여는 직접 언급한 적이 없다는 것을 알았습니다. 권도원 선생이 직접 체질맥을 설명한 대목을 보면, 「1차 논문」에서는 다음과 같이 표현했습니다.

the doctor should try to find out under which finger the pulse remains strongly to the end.

(번역) 의사는 끝까지 눌려질 때까지 힘 있게 유지하는 맥을 찾으려고 노력해야 한다.

도올서원 강연에서는 8체질의 구분에 관하여 소개하면서 '맥이 강하게 뛴다.'고 표현하였습니다.

부교감 신경이 항상 흥분되어 있는 사람의 4체질은 맥을 짚으면 그 사람 오른쪽 맥의 가운데 맥이 항상 강하게 뛰어요. 그리고 나머지 4체질은 교감신경이 항상 흥분되어 있는 사람인데 그 사람은 왼쪽 맥의 끝 맥이 항상 강하게 뛰어요.

그러므로 권도원 선생이 가진 체질맥에 대한 개념은 '세 손가락 7 군데 부위 중의 한 곳에서 힘 있게 뛰는 脈動'이라고 할 수 있겠습니다.[7] 그리고 『8체질건강법』에 실렸다가 양달선 선생이 인용하여 『自然醫學』에 다시 실린 동그라미 脈圖의 의미를 이해할 수 있게 된 것입니다.

동그라미 맥도 안의 O표는 사람의 체질맥이 가장 강하게 솟는 곳을 표시한 것입니다.

---

7) 체질맥이 나오는 부위가 '7'인 것은 8체질론적 수리 개념인 生成數 7과 통합니다.

[3]
체질맥도 분석

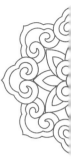

1. 체질맥도의 디자인

蝸牛

체질맥을 발견하기 전에 체질맥도가 미리 디자인되었다고 주장하셨는데, 체질맥 발견과 별개로 체질맥도를 만들 수 있다고 주장한 분도 있었다더군요?

迷道

네 저의 주장은 그 분의 견해를 많이 참고한 것입니다.

1994년에 배철환이, 당시에 한의사들이 모이던 통신망인 KOMA 동의학당에 체질침에 관한 글을 올리기 시작했습니다.[1]

많은 한의사들은 배철환이 올리는 정보를 단지 수용하기 급급했던 수준[2]이었습니다. 그런데 배철환의 지향과는 좀 다르게 체질침을 파고들던 한의사가 있었습니다.

그는 당시에 경남 창원에 있던 조종진입니다.[3] 두 사람은 많은 부분에서 대립했습니다. 조종진이 1995년에 동의학당에 올린 「권도원의 체질침 연구 비판」이 그런 대립의 결과물인지도 모르겠습니다.

그는 권도원 선생의 체질침 「1차 눈문」을 번역하여 올리는[4] 등 열성적으로 활동했습니다. 그리고 배철환이 정신방을 공개하기 전에 그것을 먼저 공개하기도 했습니다.

---

1) 1994년 8월 6일에 체질침 기본방을 공개하면서
2) 당시의 한의사들을 비하하려는 것이 아니라 상황이 그랬다는 것입니다.
3) 배철환의 ID는 체질침이었고 조종진의 ID는 풀잎입니다.
4) 조종진이 2000년 12월에 완료한 번역본을 기반으로, 체질론적인 논리에 더 충실하고 적절한 번역 용어를 선택하여 제가 2007년 12월에 다시 번역하였습니다.

저는 그동안 체질맥도에 관한 궁리를 거듭하다가 2013년 1월 23일에 깨달음을 하나 얻었습니다. 제가 깨달은 바는 '최초의 체질맥도가 構想되었다' 는 것이었습니다. 그런데 지난날을 되짚어보니 그건 이미 1995년에 조종진이 도달했던 곳[5]이었습니다.

---

5) 조종진, 「권도원의 '체질맥 연구' 비판」 1995. 11.

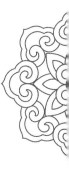

2. 조종진의 작도법

오행상극 체질맥상의 기본구상도

木實	木剋土 木太過	木剋土 土不及	木克金 木太過	木克金 金不及
火實	火克金 火太過	火克金 金不及	火克水 火太過	火克水 水不及
土實	土克水 土太過	土克水 水不及	土克木 土太過	土克木 木不及
金實	金克木 金太過	金克木 木不及	金克火 金太過	金克火 火不及
水實	水克火 水太過	水克火 火不及	水克土 水太過	水克土 土不及

조종진은 권도원 선생이 체질침을 구성한 원리를 분석해서, 五行相剋 20類型을 나누고 각각의 유형에 해당하는 내장구조와 체질맥상의 기본구상도를 제시했습니다.

그리고 기본구상도와 함께 作圖法을 밝혔습니다. 작도법을 밝힌 이유는 권도원 선생이 「1차 논문」에서 제시한 '8病型의 맥상' 또한 작도된 것이라는 것을 주장하기 위함이었습니다.

그런데 작도법을 설명하기에 앞서 이런 단서를 붙여 놓았습니다.

"1965년 논문을 기준으로 언급하기로 한다. 일백프로 일치되지 않더라도 〈전개하는 이치가 그렇겠구나〉 하고 이해하여 주시기 바란다."[6]

작도법은 아래와 같고, 두 유형에 대해 작도 결과를 제시하였습니다.

①	太過型의 가장 큰 臟器(太過한 臟器)의 脈象表示 符號	⊙
②	두번째로 큰 臟器의 脈象表示 符號 (不及型인 境遇, 가장 큰 臟器인 境遇도 이에 해당함)	◎
③	보통 크기 臟器의 脈象表示 符號	○
④	기타 작은 臟器들의 脈象表示 符號	＊
⑤	不及型의 가장 不及한(즉, 가장 작은)臟器의 脈象表示 符號	표시 없음

---

6) 조종진의 주장에 호기심을 가진 독자라면 이 문장을 읽어보고, '100%는 아니지만 거의 100%에 가깝기는 하겠구나' 하는 기대를 갖게 되지 않겠습니까? 이 「권도원의 '체질맥 연구' 비판」이 처음부터 상당히 공격적이면서 자신감 있게 전개되어 왔기 때문에, 결론 부분에 놓인 이 대목에서 더 기대감이 고조된 것은 저만의 감흥은 아니었을 것입니다.

肺太過型과 肝不及型의 작도 결과

肺太過型	H I	─ * ─╫─ ◎─
장부대소	肺 腎 脾 心 肝	─ ○ ─╫─ * ─
표식으로 고침	⊙ ◎ ○ * *	─ ⊙ ─╫─ * ─
肝不及型	H Ⅱ	─ * ─╫─ * ─
장부대소	肺 脾 心 腎 肝	─ ◎ ─╫─
표식으로 고침	◎ ◎ ○ * ─	─ ◎ ─╫─ ○ ─

3. 半은 맞았고 半은 틀렸다

蝸牛

그러면 조종진의 작도법대로 체질맥상이 도출되었습니까?

迷道

　그는 교묘한 방법으로 빠졌습니다.

　　그는 「권도원의 '체질맥 연구' 비판」에서 마지막으로 '오행상극 체질맥상의 기본구상도'를 제시하고 별다른 설명을 추가하지 않고 글을 마쳤습니다.

　　그런데 동의학당에서 풀잎의 글을 읽은 독자들 중 아무도, 그가 제시한 '체질 도표'와 '기본구상도'를 비교하여 검증해 볼 생각을 하지 않았던 것 같습니다. 그에게 완전히 설득 당했거나 관심이 별로 없었거나 둘 중에 하나일 것입니다.

　　우선 그의 설명을 따라 작도해 본, 앞선 대화에서 나온 두 맥도가 그가 제시한 구상도와 일치하는지 검증해보는 것이 순서일 것입니다.

　　그 두 유형은 권도원 선생의 「1차 논문」에서 Hespera 1과 2에 해당합니다. 폐태과형이 H 1이고, 간불급형이 H 2입니다.

　　그래서 제가 다시 작도를 해보았습니다.

작도 결과	
金實 肺太過型	金實 肝不及型
─ * ─╫─◎─	─ * ─╫─ * ─
─○─╫─ * ─	─◎─╫─────
─⊙─╫─ * ─	─◎─╫─ ○ ─

오행상극 체질맥상의 기본구상도	
─○─┬─○─	─·─┬─○─
─○─┼─·─	─○─┼─────
─◎─┴─·─	─○─┴─·─
金克木 金太過	金克木 木不及

金實 폐태과형은 비교적 일치하지만, 金實 간불급형은 세 곳에서 強弱의 표시가 다릅니다. 작도를 하고 정작 구상도를 만들 때는 다른 맥도를 가져다 쓴 것입니다. 그것은 바로 동호 권도원 선생이 논문에서 제시한 맥도입니다.

그래서 저는 조종진이 제시한 20가지 유형의 맥도를 모두 검증하였습니다. 그가 제시한 방식으로 '五行相克 체질침법 체질 도표'의 내장구조대로 20개의 맥도를 그려보았습니다. 그랬더니 네 개의 맥도가 작도한 것과 다르게 제시되어 있었습니다. 이 네 개의 맥도는 권도원 선생의 논문에 있는 것을 그대로 옮겨 놓은 것이었습니다.

20개 중에 네 개의 실수라니, 혹자는 '80%는 맞았네'라고 말할 수도 있습니다. 하지만 그렇지 않습니다. 조종진은 지금 권도원 선생의 체계를 비판하고 있습니다. 그 비판 대상은 '8'입니다. 그러므로 그가 제시한 것은 확률이 50%였던 것입니다.

金實 金太過	金克木 金太過	金克木 木不及	金實 木不及
土實 土太過	土克水 土太過	土克水 水不及	土實 水不及
木實 木太過	木克金 木太過	木克金 金不及	木實 金不及
水實 水太過	水克土 水太過	水克土 土不及	水實 土不及

붉게 표시된 네 개의 맥도가, 조종진의 방식으로 작도한 내용과 다르게 제시되었습니다.

저는 이 부분이 배철환을 향한 조종진의 조롱이라고 생각합니다. '자, 봐라! 너희들이 神처럼 받드는 사람이 만든 金科玉條 같은 체계가 이렇게 간단한 수고를 통해서 도출되지 않았느냐' 라고 말하고 싶었던 것이라고 짐작합니다.

그는 동의학당에 이 글을 순서대로 연재하면서 '권도원과 체질침의 선전원'으로 나선 배철환과 글을 통해 많이 다퉜습니다. 권도원 선생의 체계를 거의 무비판적으로 수용하면서 자신을 향해 공격을 가하고 있는 무리들을 향해 냉소적인 카운터를 날리고 싶었던 것 같습니다.

저는 2001년에 이 자료를 공부하면서 궁금증이 생겨서 조종진에게 서신을 띄운 일이 있습니다. 그때는 위 내용과 같은 분석을 하지 못한 상태였고, 그가 자신이 만든 체계를 임상에서 사용하고 있는지 궁금했습니다. 편지를 받은 조종진은 곧바로 제 한의원으로 전화를 했습니다. 그의 대답은 1995년에 권도원 선생의 체계를 비판하기 위해 글을 완성했을 뿐 임상에서 사용한 적은 없다는 것이었습니다.

저는 실망이 되면서 한편으로 안심이 되기도 했습니다.[7]

그런 후에 조종진의 작도법과 체질 도표를 비교하면서 그가 꼼수를 부렸다는 것을 확인하고, 2013년 1월 26일에 그와 다시 통화할 수 있었습니다. 그간 여러 자리를 거쳤던 그는 참으로 의외의 장소에서 근무하고 있었습니다.

그리고 1995년의 일에 대하여 물었습니다. 그랬더니 "기억이 없다. 기본적으로 원리에 충실하려고 했다."고 답변했습니다. 그리고 돌직구로 꼼수가 있었는지 물었으나 그 부분은 직접 대답하지 않았습니다.

그가 남긴 「권도원의 '체질맥 연구' 비판」이라는 글을 평가한다면, 권도원 선생이 제시한 「1차 논문」의 '8병형의 맥상'이 내장구조를 통해서 구상되었다는 아이디어와 일정 부분에서 증거를 제시한 功이 크다고 봅니다.

---

7) 저는 2009년 10월까지는 권도원 선생의 적극지지자였습니다.

4. 체질맥도 構想의 흔적

蝸牛
그리고 권도원 선생이 제시한 脈圖에서 構想의 흔적을 발견하셨다고요?

迷道
물론 조종진의 아이디어로부터 한 발 더 나가게 된 것입니다.

「1차 논문」에서 Mercuria Ⅰ은 수양체질입니다. 「1차 논문」의 Mercuria Ⅰ에 대한 맥도에는 左手 2지맥과 右手 1지맥이 표시되어 있습니다. 「2차 논문」 맥도에는 전혀 표시하지 않은 부분입니다. 당시의 내장구조는 腎〉肝〉肺〉心〉膵의 순서입니다. 전통한의학의 삼부맥에서 左關은 肝의 부위이고 右寸은 肺의 부위입니다. 그러니까 내장구조에서 强臟器로 치우친 肝과 肺를 표시했던 것입니다.

체질맥도 구상의 흔적과 구분점[8]의 표시

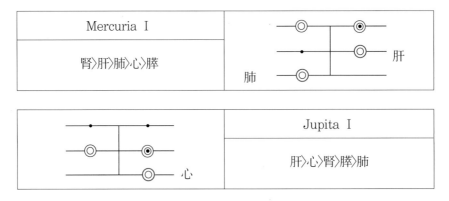

「1차 논문」에서 Jupita I은 목양체질입니다. 「1차 논문」의 Jupita I에 대한 맥도에는 左手 1지맥이 표시되어 있습니다. 「2차 논문」 맥도로는 목양체질의 체질맥이 2지에서 1지로 넘어가는 유동맥이므로 이 부분을 표시했다 안 했다 단정하기는 어렵습니다. 하지만 이것은 분명하게, 당시의 내장구조인 肝〉心〉腎〉膵〉肺에서 2强 장기인 心을 표시한 것입니다.

만약 이것(左手 1지맥)을 유동맥의 표시와 연관시켜서 본다면, 右手 1지맥에도 당연하게 동일한 강도의 맥동을 표시했어야만 합니다.

---

8) 빨간색의 원으로 표시했습니다.

5. 체질맥의 방향성

蝸牛

맥도가 변화한 것을 보면 권도원 선생은 「1차 논문」 시기에는 체질맥의 방향성에 대해서 인지하지 못했다고 보시는 거지요?

迷道

네 脈圖 챕터에서 말씀드린 것처럼 「1차 논문」 당시에는 방향성의 개념은 없었다고 생각합니다. 그 증거가 바로 이주송 맥도입니다.

그러므로 「1차 논문」의 맥도, 이주송 맥도, 「2차 논문」의 맥도 순서로 체질맥에 대한 認知와 개념이 변화해 갔던 것입니다.

여덟 개의 체질맥이 한 순간에 발견된 것은 아닐 터이니, 여덟 개의 체질맥을 모두 찾게 된 초창기에는 金象人(태양인)과 水象人(소음인), 그리고 木象人(태음인)과 土象人(소양인)의 각각 1형[9]과 2형[10] 또는 臟質과 腑質을 구분하는데 애를 먹었을 것입니다. 왜냐하면 체질맥의 방향성을 알지 못했기 때문입니다.

그러다가 체질맥진의 경험이 누적되면서 체질맥에 방향성이 있다는 것을 알게 되었으리라 짐작합니다. 그 사실을 한국체질침학회에서 활동하던 회원들과 공유하였던 것입니다.

그리고 맥도도 차츰 체질맥이 입체적으로 구현되는 실제적인 형태를 표현하는 방식으로 변화했으리라고 추정합니다.

---

9) 최강장기가 병근
10) 최약장기가 병근

6. 체질맥도의 변화

蝸牛

체질맥도는 고정되지 않았고 계속 변화해 왔군요?

迷道

네 계속 수정되고 보완되면서 변화해 온 것입니다.

그런 것을 '맥도는 동일하다'[11]는 권도원 선생의 주장만 믿고 있으면, 체질맥도가 품은 다양한 의미들을 살펴볼 마음 자체를 품지 않게 됩니다.

---

11) 8체질의학의 창시자이고 체질맥의 발견자인 권도원 선생은 모든 後學들이 이런 상태에만 머물러 있기를 바라는 것 같습니다.

체질맥도가 변화된 과정을 표로 정리해 보겠습니다.

차례	구분	연도와 내용
1	構想된 체질맥도	1963년 10월 23일 이후
		정형화된 체질감별법이 필요
2	體質脈 발견	1963. 11. ~ 1965. 2. 사이
		構想으로 作圖하지 못한 체질맥 발견
3	최초의 체질맥도 성립	1965. 3. [12]
		1965년 5월 제13차 국제침술학회 발표 [13]
4	1차 수정 공식 발표	1965. 5. [14]
		1965년 10월 20일 도쿄에서 공식 발표
5	체질맥도 변화 방향성의 추가	1965. 11. ~ 1973. 9.
		李柱松 編『體質醫學』開拓社, 1973.
6	2차 수정 공식 발표	1973. 9.
		「2차 논문」, 『中央醫學』中央醫學社,
7	동그라미 맥도	1996. 10.
		배철환, 『8체질건강법』고려원

12) 오스트리아 비엔나에서 개최된 제13차 국제침술학회의 논문 원고 마감일이 1965년 3월 15일이었습니다. 그러므로 권도원 선생의 최초 체질맥도는 원고 마감일 이전에 성립하였을 것입니다.

13) 제13차 국제침술학회는 오스트리아 비엔나에서 5월 8일부터 11일까지 개최되었습니다. 권도원 선생은 이 논문이 오스트리아 침술학회 회장이었던 요하네스 비스코 박사를 통해 대신 보고되었다고 「1차 논문」을 통해 밝혔으나 그 사실을 확인하지는 못했습니다.
이 학술대회에 권도원 선생과 함께 논문을 보냈다가 함께 참석이 불발되었던, 당시 부산 삼세외과의원 원장이었던 송태석 선생의 논문은, 『대한한의학회보』에서 '발표되었다' 고 공식적으로 확인된 바 있습니다.

14) 일본에서 열리는 국제침구학회에 참석하기 위해 국내에서 검증을 받던 1965년 5월에 이미 1차 수정된 상태였습니다.

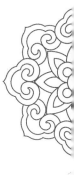

7. 脈圖 분석 [15)]

[1] 「1차 논문」 脈圖의 분석

「1차 논문」 시기의 내장구조 배열로 「1차 논문」 脈圖가 도출될 수 있는 체질은 금양체질, 금음체질, 토양체질, 토음체질,[16)] 목양체질입니다.

「1차 논문」 시기의 내장구조 배열로 「1차 논문」 脈圖가 도출되기 힘든 체질은 수양체질, 수음체질, 목음체질입니다. 모두 유동맥을 가진 체질입니다. 그러니까 유동맥을 가진 이 세 체질은 내장구조를 바탕으로 三部脈으로 배열할 때 체질맥도 도출이 어렵다는 것입니다.

그런데 특징적으로 교감신경긴장형인 수양체질과 수음체질은 左手 3指에 맥동을 표시하였는데 이것은 腎强을 표현한 것이라고 판단합니다. 또 부교감신경긴장형인 목음체질은 右手 2指맥을 표시하였습니다.

---

15) 아주 오래 전에 작업한 것이라 내용이 썩 마음에 들지는 않습니다.
16) 이 네 체질은 고정맥을 가집니다.

[2] 현재 확정된 8체질의 내장구조를 통한 「1차 논문」 脈圖의 분석

「1차 논문」 시기의 내장구조는 「62 논문」 시기와 비교해서 네 체질이 변화했습니다. 그리고 나머지 네 체질의 내장구조가 변화[17]해서 현재의 8체질 내장구조로 확정되었습니다.

현재의 내장구조 배열과 「1차 논문」 시기의 내장구조가 일치하는 체질은 금양체질, 금음체질, 토양체질, 토음체질의 네 체질입니다. 이 네 체질의 체질맥은 모두 고정맥입니다.

현재의 내장구조 배열로 「1차 논문」의 맥도가 도출되는 체질은 금음체질입니다.

그리고 현재의 내장구조 배열로 「1차 논문」의 맥도가 비슷하게 도출되는 체질은 금양체질, 토음체질, 토양체질입니다.

그런데 특징적으로 토음체질과 토양체질은 부교감신경긴장형으로 右手 2指脈이 强합니다. 이것은 膵强을 표현한 것이라고 판단합니다. 또 교감신경긴장형인 금양체질은 左手 3指脈이 强하게 표현되고 있습니다.

현재의 내장구조 배열로 「1차 논문」의 맥도를 도출하기 어려운 체질은 목양체질, 목음체질, 수양체질, 수음체질의 네 체질입니다. 이 네 체질의 체질맥은 유동맥입니다.

위 [1]과 [2]의 분석을 종합해 보면 유동맥을 가진 네 체질의 체질맥은 내장구조를 통해서 도출되지 않는다고 결론을 내릴 수 있습니다.

이것을 바꾸어 말하면 체질맥 발견의 위대성은 이 네 체질의 체질맥을 그 流動하는 형태 그대로 발견하고 맥도로서 구현한 것이라고 할 수 있겠습니다.

그런데 결과적으로는 유동맥을 가진 네 체질의 내장구조가 가장 나중에 확정되었습니다. 이것은 권도원 선생이 계속 각 체질의 내장구조와 구현되는 체질맥상을 비교하면서, 그것을 체질침을 통해서 치료의 결과로서 확인하는 작업을 계속했다고 볼 수 있겠습니다.

---

17) 확정된 내장구조는 1985년에 발표된 「영양학회 논문」에 보고되었는데, 이 내장구조로 확정된 시기는 1973년으로 추정하고 있습니다.

내장구조로는 자연스럽게 맥도가 도출되지 않는 네 체질의 체질맥상은 계속 권도원 선생을 괴롭혔을 것입니다.

[3] 「1차 논문」의 脈圖와 「2차 논문」의 脈圖 比較

「1차 논문」의 맥도와 「2차 논문」의 맥도를 비교할 때 형태가 현저히 다른 체질은 토음체질입니다.

거의 일치하는 체질은 금양체질, 금음체질, 토양체질, 수음체질입니다.

서로 비슷한 체질은 목양체질과 목음체질입니다.

비교 판단이 애매한 체질은 수양체질입니다.

8. 체질맥과 내장구조의 변화

蝸牛

8체질의학을 이루는 중요한 요소는 체질맥진, 체질침, 체질영양법인데 이들 단위들이 변화되는 과정에서 상호 연관이 있습니까?

迷道

각 단위들은 독자적으로 변화했다고 보아야 합니다.

다만 體質脈의 발견과 변화가, 8체질의 내장구조를 확정하는 시기에 영향을 미친 것 같긴 합니다.

체질침은 내장구조를 기반으로 하므로 내장구조가 변하면 체질침 처방 구성 내용도 당연히 변화해야 합니다. 그런데 체질침 처방 중에서 臟腑方 체계와 자율신경조절방 체계[18]는 서로 간섭하지 않고 독자적으로 변화했습니다. 그러니까 자율신경조절방 체계는 내장구조 변화에 영향을 받지 않았다는 뜻입니다.

체질영양법도 시기별로 여러 가지들이 첨삭되면서 변화했습니다.[19]

8체질 중에서 체질맥이 유동맥인 네 체질, 즉 목양체질, 목음체질, 수양체질, 수음체질의 내장구조가 「1차 논문」 이후에 변화되었는데 그 사실이 공식적으로 보고된 것은1985년입니다.[20] 공식 보고에 20년이 걸린 것입니다.[21]

---

18) 心方/小腸方과 心包方/三焦方을 쓰는 自火方과 相火方을 말합니다.

19) 그리고 계속 변화 중입니다.

20) 이필자, 「체질의학의 체질분류법에 따른 식품기호도와 영양상태의 상관성에 관한 연구」 『한국영양학회지』 1985.

21) 「1차 논문」 시기의 내장구조는 1963년 10월 이전에 이미 변화되었습니다. 그리고 공식적인 보고는 없었지만 목양체질, 목음체질, 수양체질, 수음체질의 내장구조는 1973년경에 변화되었다고 저는 추정

그 이유를 추정해 본다면, 권도원 선생은 내장구조에 따라 최초의 체질맥도를 구상했습니다. 그런데 그런 구상과 발견된 체질맥이 일치[22]하는 것을 알게 되었습니다. 그래서 체질맥을 통해서 내장구조의 아이디어를 얻으려고 집착했을 가능성이 있습니다.

체질맥의 실제적인 형태와 내장구조 상에서 괴리를 보이는 목양체질, 목음체질, 수양체질, 수음체질에 대해서 혼란을 겪었을 것입니다. 앞선 대화에서 분석한 것처럼 이 네 체질의 체질맥은 내장구조를 토대로 구상한 맥도대로 반영하지 않았기 때문입니다.

이런 추리를 통해서 판단한다면 체질맥의 발견과 변화가 내장구조 확정을 지체시킨 일면이 있다고 생각합니다.

하고 있습니다. 그 증거는 「明大 논문」 국역본에 남아 있습니다.

「明大 논문」

Dowon Kuan, 「Studies on Constitution-Acupuncture Therapy」

『明大論文集』 제7집, 1974. 1.

22) Hespera Ⅰ/Ⅱ, Sartuna Ⅰ/Ⅱ

9. 臟腑의 위치에너지

저는 어느날 『東醫寶鑑』을 펴다가 이 그림을 보았습니다. [內景篇]에 있는 身形藏府圖입니다.

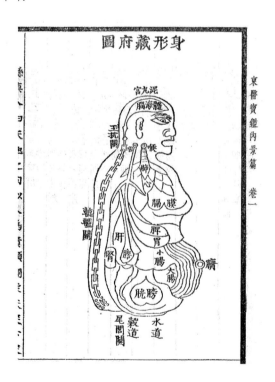

그리고 권도원 선생이 「1차 논문」에서 밝힌 것을 떠올렸습니다.

"특히, 맥을 관찰하면서 필자는 모든 인체 장기의 기능이 해당 장기가 처해 있는 상태 그대로 맥에 반영된다는 신비한 사실을 알게 되었다." [23]

이 말에는 여러 의미가 함축되어 있다는 것을 알았습니다.

1) 인체 장기의 기능은 臟腑의 强弱으로 나타나고, 이것은 체질마다 다르다.

2) 해당 장기가 처해 있는 상태란, 臟腑에 따라 몸통 안에서 위치해 있는 장소가 다르고, 그에 따라 위치 에너지에 차이가 있을 거라는 뜻이다. 특히 肺는 상부에 있지만, 폐의 腑인 大腸은 하부에 있다.

3) 맥에 반영된다는 것은 그런 장부의 기능과 상태가, 脈動의 强度와 맥동의 부위[24]로서 반영된다는 것이다.

그래서 아래와 같은 표를 만들어 보았습니다. 이 표에서는 心의 위치와 大腸의 위치가 중요합니다.

肺(前)	心		肺(上)
	膵	胃	
	肝	膽	
腎(後)	大腸	膀胱	腎(下)

이상을 정리하여 체질맥이 도출되는 과정을 보면, 각 체질의 내장구조에 따라 각 체질에서 내장기관의 기능과 강약구조가 다릅니다. 그리고 본디 내장기관은 몸통 안에서의 위치가 다릅니다. 그러니 체질조건과 내장기관의 위치에

---

23) Dowon Kuan, 「A Study of Constitution-Acupuncture」 1965. 10. 20.
　해당되는 부분을 번역하였습니다.
24) 전통한의학의 맥진에서는 寸. 關. 尺으로, 체질맥진에서는 1.2.3指로.

따른 내장기관들의 위치에너지는 저마다 다를 것입니다.

그런 조건이 모두 응집되어서 심장을 통해서 요골동맥을 따라 搏動이 전파됩니다. 그러니까 脈動에 정보가 함축되어 담겨 있다는 뜻입니다. 그 맥동이 체질맥진을 시행하는 특별한 방식에 의해 분해되어 체질맥으로 발현되는 것인데, 그것이 해당 체질에서 내장기관이 지닌 조건들을 표현해주는 독특한 파동으로 나타나게 된다는 것입니다.

위 표를 설명해보겠습니다.
1) 心과 肺는 上部구조로서 위치에너지가 가장 크므로 1指脈에 표출됩니다.
2) 膵와 肝은 中部구조로서 2指脈에 표출됩니다.
3) 腎과 膀胱, 그리고 大腸은 下部구조로서 3指脈에 표출됩니다.
4) 心은 自火의 상징이므로 에너지가 큽니다.

전통한의학의 脈診法에서 三部脈에 臟腑를 배합하는 방식은 의가들마다 견해가 달랐습니다.

역대 醫家 중에 張介賓은 특별하게도 先代의 醫家들과는 다른 견해를 제시하였습니다. 左手 尺部에 大腸을 배속한 것입니다. 물론 척부에 대장을 배속한 사례가 없는 것은 아닙니다. 李時珍과 李中梓가 右手 척부에 대장을 배속했었습니다. 그런데 장개빈의 시대에 와서 左手 尺部에 大腸을 배속한 것입니다.

저는 右手이든 左手이든 尺 부위에 大腸을 배합시켰던 의가들은 몸통에서 대장이 차지하는 위치에 주목했던 것이라고 생각합니다.

제가 만든 표에서는 土인 膵와 胃, 木인 肝과 膽, 水인 腎과 膀胱의 위치에너지는 비슷하게 표시하고 있습니다. 입체적으로 보면 肺는 상부이면서 앞쪽에 있고, 腎은 하부이면서 뒤쪽에 있습니다.

寸口臟腑配位學說比較表[25]

手　右			手　左			手部＼學說
尺	關	寸	尺	關	寸	學說
腎 中腹	胃 脾	肺 中胸	腎 中腹	肝 鬲	心 中膻	素問
腎 門命	脾胃 胃	肺 腸大	腎 胱膀	肝 胆	心 腸小	難經
命門 三焦（子戶） 膀胱	脾 胃	肺 腸大	腎 胱膀	肝 胆	心 腸小	王叔和
命門 焦三	脾 胃	肺 腸大	腎 胱膀	肝 胆	心 腸小	李杲
三焦 絡包心	脾 胃	肺 腸大	腎 胱膀	肝 胆	心 腸小	滑壽
腎 腸大	胃 脾	肺 中胸	腎 腸小	肝 胆	心 中膻	李時珍
腎 腸大	脾 胃	肺 中胃	腎膀 胱小腸	肝 胆	心 中膻	李中梓
三焦命門小腸	脾 胃	肺 中膻	腎 大腸膀胱	肝 胆	心 絡包心	張介賓
腸大 腎	胃 脾	中胸 肺	胱膀小腸腎	肝 胆	中膻 心	金醫鑑宗
腎 小三腸焦	脾 胃	肺	腎 大膀腸胱	肝 胆	心	喩昌

　　臟腑의 기능 강약과 위치에너지가 脈動에 반영되는 기전에는 변수가 있습니다. 직접적으로 혈액을 송출하고 있는 心臟입니다. 각 체질의 내장구조에서 심장이 어떤 서열에 있는지가 변수가 될 수 있다는 것입니다.

　　이와 관련한 것은 아직 궁리를 진행시키지 못했습니다.

---

25) 吳國定,『내경진단학』대성문화사, 1983 p.248

[4] 체질맥

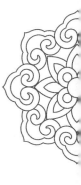

1. 체질맥(constitutional pulse)

蝸牛

體質脈이란 무엇입니까?

迷道

내 체질의 싸인(sign)입니다.

8체질의 구분이란 여덟 가지 다른 내장구조의 구분입니다. 그래서 이런 구분으로부터 각 체질의 개성이 발휘됩니다.

이런 의미로 권도원 선생은 체질맥을 다음과 같이 정의했습니다.

모든 인체 장기의 기능이 해당 장기가 처해 있는 상태 그대로 맥에 반영된다. 이것이 체질맥이다.

Especially, in his observing the pulse the present writer could experience the secret that the functions of the whole viscera are reflected on the pulse, as they are. 「1차 논문」

그리고 이렇게 설명하기도 했습니다.

거기에 간장의 힘도 들어 있고, 췌장의 힘도 들어 있고, 폐에서 나온 힘도 들어 있고, 모든 장기들의 生氣가 뭉쳐서 뛰는 것이다. 그러기 때문에 그 사람 몸속에서 움직여지는 장기들의 配合이 어떻게 뛰고 있다고 하는 것을 볼 수가 있다.

사람이라면 누구나 자기의 요골동맥 안에 자기의 脈相을 가지고 있습니다. 자기 체질의 싸인(sign)입니다.

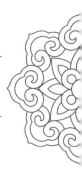

2. 지간맥

체질맥도를 보면 숫자로 된 손가락의 위치 표시가 있는데요. 맥이 1指와 2指 사이에도 있고, 2指와 3指 사이에도 있습니다.

그럼 이런 맥은 손가락 사이에서 느껴지는 것인가요?

이런 것을 어떤 자료에서는 指間脈이라고 하였던데요.

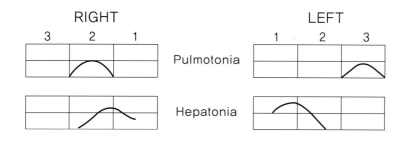

迷道

결론적으로 말하면 체질맥에서 지간맥이란 개념은 없습니다.

8체질 맥도가 1.2.3지를 나타내는 구획으로 3등분 되어 있고, 맥의 형태가 그 구획의 경계선에서도 보이는 것처럼 표현되어 있으므로, 이를 오해하여 1지와 2지, 혹은 2지와 3지 사이의 지간맥이 있다고 하는 경우가 있습니다.

이렇게 마치 脈이 손가락 중간 부분에서 나타나는 것처럼 표현된 것은 체질맥 중에서 流動脈을 표현한 것입니다. 유동맥을 나타내는 체질은 목양체질, 목음체질, 수양체질, 수음체질입니다.

유동맥을 보이는 체질의 맥도는 바닥에 있는 시작점으로부터 끝점까지 脈이 이동하는 궤적, 즉 높낮이와 맥이 흐르는 방향을 표현한 것입니다.

맥도를 1.2.3指로 구획지은 것은 다만 구별을 쉽게 하기 위함이지 지간맥을 보기 위함이 아닙니다.

3. 고정맥과 유동맥

이것은 권도원 선생이 공식적으로 사용한 명칭은 아닙니다. 다만 「2차 논문」의 脈圖를 이해하기 쉽도록 채용한 용어입니다.

고정맥	유동맥
금음체질(Col.)의 左手脈	목양체질(Hep.)의 左手脈
Colonotonia 1 2 3	Hepatonia 1 2 3

아래 그림에서, 독자가 보는 방향으로 왼쪽 맥도는 금음체질(Col.)의 左手脈이고, 오른쪽 맥도는 목양체질(Hep.)의 左手脈입니다.

고정맥은 맥도에 구획된 손가락의 구분에서, 체질맥이 한 손가락의 범위에 머물러 있고 다른 손가락 쪽으로 넘어가지 않는 표시를 지칭하는 것입니다.

유동맥은 형태적으로 체질맥의 시작점과 끝점이 명확하게 표시되는데, 한 손가락의 구획에서 시작하여 인접한 다른 구획으로 맥이 흐르며 이동하는 체질맥을 표시한 것입니다.

맥도에서 고정맥으로 표시되는 체질은 금양체질, 금음체질, 토양체질, 토음체질의 네 체질입니다. 그리고 유동맥으로 표시되는 체질은 목양체질, 목음체질, 수양체질, 수음체질의 네 체질입니다.

고정맥과 유동맥 모두 시작점과 끝점이 있습니다.

고정맥은 바닥에서 시작하여 脈 모양의 정수리에서 끝납니다. 바닥에서 정수리까지 上方으로 이동하는 것입니다.

유동맥은 바닥에서 시작하여 맥이 左 또는 右 방향으로 흐르면서 인접한 손가락의 구획으로 넘어가서 끝나게 됩니다.

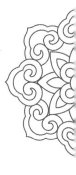

4. 體質脈의 원리

蝸牛

체질맥이 전통한의학에서 다루는 일반적인 요골동맥의 맥동과 다르다면
과연 체질맥이란 무엇인가요?

迷道

권도원 선생이 체질맥을 어떻게 정의했었는지 떠올려 보십시오.

먼 바다로부터 파도가 밀려오고 있습니다. 그 파도는 중간에 부딪히는 곳이
없다면 해안까지 동일한 파형을 가지고 올 것입니다.

그리고 해안에 가까이 와서 방파제를 만난다고 생각해 보십시오. 그 파도는
방파제에 부딪히는 순간 원래 가졌던 파형은 부서지고 맙니다. 그리고 방파제
로 막힌 수면과 바닥 사이에서 아마도 새로운 파형들이 생겨날 것입니다.

태양빛은 색상의 구분이 없이 늘 균일합니다. 이 태양광을 프리즘을 통해 分
散시키면 각각의 색상을 띤 빛이 층위를 이루면서 나누어집니다. 태양광이 프
리즘을 통과하면 각 색깔마다 굴절률이 다르기 때문에 태양광을 구성하고 있
는 인자가 드러나게 되는 것입니다.

파도는 방파제에 부딪혀 각기 다른 인자로 분산되는 지는 모르겠습니다.

體質脈도 이런 原理라고 이야기합니다.

심장으로부터 요골동맥으로 전해오는 脈動에는 그 체질이 가지고 있는 내장
기관의 조건이 함께 포함되어 있습니다. 최강장기, 차강장기, 중간장기, 차약장
기, 최약장기 이런 기관들이 가지고 있는 본래의 구조와 조건이 있습니다. 그리
고 이런 장기들이 서로 맺고 있는 관계에 관한 정보도 들어 있을 것입니다.

그 맥동이 요골동맥에 와서 마침 자리를 잡고 있는 맥진자의 손가락 중에서 1指와 만나게 됩니다. 이 때 맥진자의 1指는 방파제의 역할을 담당하는 것입니다. 그러는 순간 원래의 요골동맥의 파형은 깨지고, 이 체질의 내장기관의 조건에 걸맞는 새로운 파형이 만들어진다는 것입니다. 그것을 感知하는 것입니다.

이렇게 이해하시면 좋을 것 같습니다.

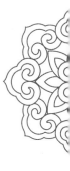

5. 체질맥은 궤적

> **蝸牛**
> 한의학의 전통적인 脈診에 익숙한 초심자들은 體質脈이란 개념이 생소할 수밖에 없는데요. 체질맥은 어떤 특징이 있습니까?

> **迷道**
> 전통맥진에서는 浮.沈.遲.數을 보는데 그것은 脈의 성격을 보는 것이고요, 체질맥진에서 만나는 체질맥은 맥의 형태와 흐름을 보는 것입니다.

전통한의학의 맥진은 심장의 박동에 맞춰서 요골동맥을 따라 전해오는 파동을 느끼는 것입니다. 이것은 요골동맥이 뛰는(跳) 것에 집중하고 있습니다. 비교적 빨리 오는지, 늦게 오는지, 높게 뛰는지, 깊은 곳에서 뛰는지, 이런 네 가지 요소를 기본으로 하여 28가지의 맥동을 감촉했습니다.

전통맥진은 맥의 性格을 파악했다고 할 수 있습니다.

단적으로 표현한다면 體質脈診은 脈이 뛰는 것을 보는 것이 아닙니다. 체질맥진에서는 맥의 흐름(stream)과 형태를 봅니다.

전통적인 맥진법을 배웠고 이에 익숙했던 한의사들이 체질맥진을 시행하는 초기에 어려움을 겪는 것은, 새롭게 체질맥진을 익혀야 하는 방법상의 어려움도 있지만 이런 개념에 적응하지 못해서이기도 합니다.

맥의 '흐름(stream)과 형태'란 개념을 설명해보겠습니다. 아래에 토양체질의 오른쪽 脈圖와 목음체질의 왼쪽 맥도를 제시합니다.

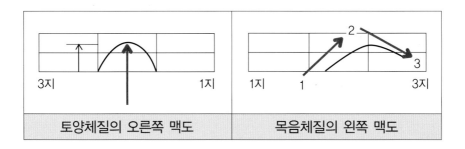

| 토양체질의 오른쪽 맥도 | 목음체질의 왼쪽 맥도 |

토양체질의 맥은 固定脈이며, 목음체질의 맥은 流動脈입니다. 말 그대로 고정맥은 맥도에서 구획된 손가락의 범위를 넘어가지 않고 한 손가락 범위 안에서 나타나는 맥이며, 유동맥은 맥이 시작점에서 출발하여 끝점까지 이동하면서 구획을 넘어서 다른 손가락의 영역으로 넘어갑니다.

유동맥의 맥도는 이런 궤적을 표현한 것인데, 이런 개념 없이 맥도를 보면 마치 1지와 2지 사이, 혹은 2지와 3지 사이에서 맥이 뛴다고 생각하기 쉽습니다. 그래서 이렇게 잘못 보고 '지간맥이 있다'고 표현하는 경우가 있습니다.

이것은 앞선 언급처럼 체질맥을 전통맥진의 관점으로 해석하여 뜀(跳)으로 본 것입니다. 체질맥에서 지간맥이란 없습니다.

고정맥은 평평한 바닥의 아래에서 무언가 위로 밀고 올라오며 솟아오르듯이 나타납니다. 솟아오르는 강도와 높이는 고정맥을 가진 체질[1]마다 각기 다르나 솟아오르는 형태는 대개 비슷합니다. 산 속에 있는 샘의 바닥으로부터 물이 퐁퐁 솟아오르는 모양이라고 표현하는데, 샘에서 물이 솟는 것을 한 번이라도 본 적이 있다면 아주 쉽게 영상을 떠올릴 수 있을 것입니다. 위에 제시한 그림에서 빨간색 화살표는 맥의 방향성을 표현한 것입니다.

유동맥은 시작점과 끝점이 있습니다. 시작점은 바닥(1)이며 봉우리를 향해 융기(2)했다가 가라앉습니다(3).

고정맥은 바닥이 시작점이고 봉우리가 끝점이 됩니다.

---

1) Pul. Col. Pan. Gas.

6. 샘이 솟듯이

蝸牛

체질맥이 '샘이 솟듯이 올라온다'고 합니다.
이 말이 무슨 뜻입니까?

迷道

체질맥의 형태는 고정맥과 유동맥으로 나눕니다.
샘이 솟듯이 올라온다는 것은 고정맥의 형태를 표현한 것입니다.

옹달샘이란 동요에 '깊은 산 속 옹달샘, 누가 와서 먹나요?' 이렇게 나오는데요. 산에 가면 옹달샘이 있습니다. 아마도 도시에서 살았다면 옹달샘이 무엇인지 알 수 없고, 그래서 샘이 솟는다는 말의 뜻을 이해하기는 힘들 것입니다.

옹달샘은 땅바닥이 옴폭 파인 곳에서 그 바닥에서 바로 물이 솟아서 그것이 작은 웅덩이를 이룬 곳입니다. 물은 바닥에서 퐁퐁 솟아 올라옵니다.

그러니까 '샘이 솟듯이'란 말은 체질맥의 형태를 지칭하는 것이지 체질맥의 세기를 표현하는 것은 아닙니다.

고정맥은 맥의 위치 이동이 아래에서 위 방향으로만 이루어집니다. 하지만 유동맥은 한 손가락의 영역을 넘어서 이동하고, 맥의 시작점과 끝점을 표현해야 하고, 또 맥의 세기도 다르므로 샘 솟듯이 올라온다는 말을 유동맥에 쓰기는 적절하지 않습니다.

고정맥은 한 손가락의 영역에서 가운데로부터 솟아서 위로 쭉 밀고 올라옵니다. 그런 형태가 샘에서 물이 솟아오르는 것과 비슷하다는 것입니다. 그리고 맥은 파동이므로 솟아오르는 것은 날카로운 물건의 첨단은 아닙니다. 그러니 그 끝은 둥근 곡면이므로 샘에서 솟는 물이라는 표현이 아주 적절하다고 생각합니다.

7. 쉬운 경우 어려운 경우

예전에 체질맥진법을 운용하면서 病脈을 주장하던 사람들이 있었습니다. 요골동맥에서 체질맥과 병맥을 함께 느낄 수도 있고, 병맥에 가려서 원래의 체질맥이 아닌 다른 체질맥이 보이게 되는 경우도 있다는 것이 그들이 주장하던 핵심이었습니다.

병맥 운운은 결국은 체질맥진이 어렵고, 어떤 개인은 그의 체질맥이 잘 나타나지 않는 경우도 많다는 증명인 것입니다. 물론 건강 조건과 상태에 따라 더 어려운 경우도 있습니다.

체질맥을 본다는 것은 전통한의학의 맥진에서 보는 요골동맥의 박동을 보는 것이 아닙니다.

수면 위에 세찬 바람에 의해서 강한 물결이 입니다. 그 물결의 파동이 일정한 방향으로 움직이고 있습니다. 이때 물고기 한 마리가 수면 위로 툭 튀어 오른다고 생각해 보십시오.

여기에서 물결과 물고기의 튀어 오름을 구별해낼 수 있어야 합니다. 체질맥이 잘 나타나는 손목 환경을 가진 사람에게서는 잘 구별되지만, 그렇지 않은 사람에게서는 물결과 물고기의 튀어 오름을 구별하기 난해한 경우가 있습니다.

체질맥이 잘 나타나는 사람은 거의 항상 잘 나타나고, 잘 나타나지 않는 손목 환경을 가진 사람은 거의 항상 체질맥을 느끼는데 애를 먹을 수 있습니다. 그리고 어떤 경우에는 한쪽 체질맥은 잘 나타나는데 반대쪽 체질맥은 영 어려운 경우도 있습니다.

8. 脈의 포인트

蝸牛

이렇게 잡으면 이 체질맥이 나오고 저렇게 잡으면 저 체질맥이 나오고, 요기서는 요 체질맥이 나오고 조기서는 조 체질맥이 나옵니다.

이거 영 갈피를 잡을 수가 없습니다. 어떻게 해야 합니까?

迷道

사람은 자기 체질맥이 나오는 포인트가 있습니다.

유능한 낚시꾼은 아무 곳에나 낚시를 던지지 않습니다. 낚시가 잘 되는 곳을 포인트라고 하지요. 그런 포인트를 잘 찾아서 갑니다. 그물을 던지는 노련한 어부도 그렇습니다.

체질맥진도 그 사람의 체질맥이 나오는 포인트를 찾아야 합니다. 포인트는 항상 일정합니다. 그래서 그 포인트를 찾지 못하면 매번 엉뚱한 체질로 보게 되는 것입니다.

다른 사람에게 맥을 많이 잡혀보면 자신의 손목에서 포인트가 어느 곳인지 알게 됩니다. 그렇게 맥을 잡히는 경험이 쌓이면 맥을 잡는 사람이 자신의 체질맥을 제대로 잡았는지 바로 알 수 있습니다.

9. 가장 쉬운 체질맥

蝸牛

여덟 체질 중에서 가장 쉬운 맥은 어떤 체질입니까?

迷道

목양체질의 맥입니다.

체질맥진은 어떤 체질이라고 하여도 결코 쉽지 않습니다. 그러니 위에 저의 답변은 적절한 대답은 아닙니다.

그런데 여덟 체질의 체질맥 중에서 목양체질의 맥이 상대적으로 가장 세고 제일 뚜렷합니다. 그리고 유동맥이므로 전통 맥진과는 다른 체질맥진 만의 성격을 특징적으로 보여줍니다.

목양체질 다음으로 뚜렷한 체질맥은 토양체질의 맥인데 토양체질의 左手 1지맥을 잡아내기가 어렵다고 호소하는 초심자들도 많기는 합니다.

이런 경우는 아직 체질맥이란 개념이 자신에게서 확고해지지 않아서 그렇습니다. 토양체질의 좌수 1지맥을 단 한 번만 정확한 방법을 통해서 느끼게 된다면 그 즉시 개념이 생기게 됩니다. 그리고 토양체질의 체질맥도가 이해될 것입니다.

그리고 인구비례로 보면 한국에서는 토양체질과 목양체질의 분포가 많기 때문에 이 두 체질의 맥은 비교적 익히기가 쉽습니다.

10. 小兒 맥진

蝸牛
어린 아이들도 맥진으로 체질을 감별합니까?

迷道
원칙적으로는 그렇습니다.

체질은 선천적이고 태어나는 순간 결정되는 것이므로 어린 아이들도 당연히 맥진으로 체질을 감별해야 합니다.

그런데 어린 아이에게 맥진을 할 때 물리적인 장애가 있습니다. 나이가 어릴수록 손목이 가늘고 또 요골동맥이 있는 부위의 면적이 좁기 때문에, 맥진을 시행하는 術者의 손과 손가락의 자세를 잡는 것이 어렵게 됩니다.

늘 소아환자만 보게 된다면 그 환경에 적응하는 요령이 생길 수는 있겠습니다만 보통은 초등학생 정도는 되어야 무리 없이 맥진이 가능합니다.

체질은 부모로부터 물려받는 것이므로 부모의 체질을 먼저 알게 되면 아이의 체질을 아는 것이 쉽습니다. 그래서 너무 어린 아이의 경우에는 부모의 체질을 먼저 보아서 아이의 체질을 추측할 수 있습니다.

그리고 아이들의 질병은 그리 복잡하지 않으니 간단한 병이 생겼을 때, 위의 방법으로 추측하여 치료를 하고 그 결과를 통해서 체질을 감별하는 방법도 있습니다.

11. 체질맥진이 곤란한 경우

흔히 전통맥진에서 飛斜脈 또는 反關脈이라고 부르는 경우입니다. 이것은 요골동맥이 일반적인 위치에 있지 않은 경우인데 일종의 요골동맥 기형입니다.

또한 요골동맥이 있는 손목 부위에 사고를 당하여 요골동맥이 손상을 받은 경우가 있습니다.

그리고 신부전 환자는 투석을 위하여 혈관통로(shunt)를 착용한 경우가 있는데 이때도 맥진이 곤란합니다.

그런데 심장에 인공 심박조율기(pacemaker)를 장치한 경우에는 체질맥진에 지장이 없습니다.

체질맥진이 곤란한 경우에는 체형이나 성격 등 다른 요소를 참고해야 하는데, 환자의 病歷을 세밀히 살펴볼 필요가 있습니다. 또 부모나 형제자매의 체질을 참고하는 방법도 있습니다.

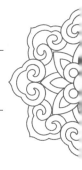

12. 체질맥의 意義

蝸牛

그렇군요. 그런데 체질침의 최초 논문인 「62 논문」[2]에는 체질맥에 관한 내용이 없습니다.

迷道

네, 그렇습니다. 그때는 체질맥이 발견되기 전입니다.

체질맥의 발견은 그 자체로 아주 큰 意義를 가집니다.

흔히 8체질의학을 새 의학(New Medicine)이라고 합니다.

그런데 의학체계라면 생리와 병리, 그리고 진단과 치료의 체계를 모두 갖추어야 합니다. 그리고 이것은 체질의학이므로 당연히 정교한 감별도구가 있어야 합니다.

1962년에, 첫 체질침 논문이 준비되던 시기에는 정형화된 감별도구가 없었습니다. 한의학의 전통적인 辨證과 진단 방식에서 차용하여 체질을 감별했습니다.

1964년말 쯤에 체질맥이 발견되었다고 추정합니다.

체질맥은 8체질 8개성의 증명이고, 8체질의 선천적인 증표(inherent sign of each constitution)입니다. 사람이라면 누구나 자기의 요골동맥 안에 자신의 맥상을 가지고 있습니다. 체질맥은 혹 病弱하거나 저혈압인 경우에 좀 약할 수 있으나 평생 어떠한 경우에도 변하지 않습니다.

---

2) Dowon Gwon, 「The Constitutional Acupuncture」 1962. 9. 7.

그리고 누구든지 일정한 맥진 훈련을 받으면 체질맥을 느끼고 체질을 감별할 수 있게 됩니다.

체질의학에서 제일 중요한 체질감별(체질진단) 툴(tool)이 갖춰졌다는 것은, 8체질의학이 새로운 의학체계의 틀을 모두 갖추게 되었다는 의미입니다. 아무리 뛰어난 치료 방법을 가지고 있다고 해도 체질감별 도구가 없다면 그것은 그야말로 그림의 떡인 것입니다.

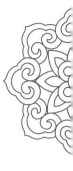

13. 다른 감별도구

蝸牛

체질맥진이 어려운 경우가 있다는 것을 알았습니다.
그렇다면 체질맥진을 대체할 다른 감별도구에는 어떤 것이 있을까요?

迷道

체형과 성격, 그리고 병증의 양상과 질병 병력을 종합적으로 검토해서 판단할 수는 있습니다.

이것은 이미 권도원 선생이 1962년에 논문을 준비하던 시기에 사용하던 방법입니다.

그리고 특정한 약물이나 음식에 대한 반응도 참고할 수 있습니다.

권도원 선생은 그동안 체질맥진의 기계화를 위해 많은 자금을 투입하면서 여러 분야의 기술자 학자들과 함께 노력을 기울였습니다. 그러나 성공하지 못했습니다.

자연과학적인 지식을 통해서 유전자 검사라든지, 특정한 시약에 대한 반응성 검사를 통해서 체질을 감별하고자 하는 시도도 있습니다. 하지만 아직 이런 분야에서는 뚜렷한 결과가 나오지는 않았습니다.

14. 체질감별 방법론

蝸牛
체질맥진법 외에 체질의학에서 체질을 감별하는 方法論은 어떤 것들이 있었습니까?

迷道
통계법, 기호품 반응, 체형관찰법, 시약감별법, 전통맥진 응용법 등입니다.

[1] 통계법

체질별로 성격, 소질, 기호, 성품, 취미, 음식, 개성, 행동, 재능, 질병이 다른데, 체질별로 이런 요소들의 통계를 내어 구별하는 방법입니다.

하지만 너무 복잡하고 가변성이 많습니다.

[2] 기호품 반응

기호품이나 음식으로 감별하는 방법인데 큰 실수가 생길 수 있습니다.

[3] 체형관찰법

체형의 외형 관찰은 肺, 膵臟, 肝, 腎臟 등의 大小는 외관으로 구분이 가능합니다.

하지만 겉으로 드러나지 않는 장기는 관찰이 불가능합니다.

[4] 시약감별법

교감신경긴장체질인지 부교감신경긴장체질인지 약물로 감별하는 방법이 있습니다.

하지만 두 가지로만 가능합니다.

[5] 전통맥진 응용법

전통맥진으로는 *浮沈遲數*은 알 수 있지만 *病*을 알기는 어렵습니다.

권도원 선생은 「62 논문」에서 전통맥진의 *臟腑* 부위와 *四象人*의 장부대소를 결합하여 맥진으로 응용하기도 하였습니다.

15. 체질맥진의 표준화

蝸牛
그렇다면 체질맥진의 기계화나 표준화는 아주 어렵다는 말씀이군요?

迷道
네 그렇습니다. 저는 인간의 기술이 아무리 발달한다고 해도 체질맥진의 기계화는 불가능하다고 생각합니다.

사람의 요골동맥이 있는 손목환경은 아주 다양합니다. 심하게 표현한다면 사람마다 거의 다를 것입니다.

그러니 이런 손목 환경에 적용할 수 있는 적합한 기계를 개발한다는 것은 애초부터 출발이 잘못되었다고 생각합니다.

권도원 선생은 공식적인 석상의 발표나 기고를 통해서 그동안 꾸준하게 체질맥진 기계화의 필요성을 역설해왔고 그 실현을 믿는다고 주장해 왔습니다.

그동안 개발하려고 시도했던 맥진 기계는 고정된 장치입니다. 하지만 사람의 손가락은 변화무쌍합니다. 체질맥진 기계가 성공하려면 그 기계가 사람의 손과 동일한 수준에 도달해야만 합니다.

저는 그것이 불가능하다고 믿습니다.

만약에 맥진기계에 매달리기 전에 다른 쪽으로 빨리 눈을 돌렸더라면, 혹시라도 다른 분야에서 체질을 감별할 수 있는 실마리를 찾지 않았을까 하는 아쉬움이 있습니다.

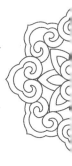

15. 체질치료의 시작과 끝

蝸牛

체질감별 즉 체질맥진이 체질치료의 시작과 끝이라는 말이 있습니다.
무슨 뜻입니까?

迷道

체질맥진은 환자의 몸과 통하는 門입니다.

체질의학에서 체질을 감별하는 일은 환자의 門을 여는 것과 같습니다. 체질 감별이라는 문을 통해야 비로소 환자의 안으로 들어갈 수 있습니다. 그런 후에야 환자의 몸과 病을 이해할 수 있습니다.

그리고 치료 결과의 확인이나 변화의 추적 또한 체질맥진을 통해서 이루어 집니다. 의사는 매번 체질맥진을 통해서 자기가 감별한 체질이 맞는지 확인해야 하고, 치료의 결과를 통해서도 자기의 감별을 증명하게 되는 것입니다.

그러니 체질감별은 체질치료의 시작과 끝이고, 체질맥진은 8체질의학의 알파요 오메가인 것입니다.

[5] 체질맥진 진행방법

1. 손목 주변 환경과 명칭

迷道

일단 손목 주위부터 살펴보겠습니다.

손목 주변 해부학적 표지

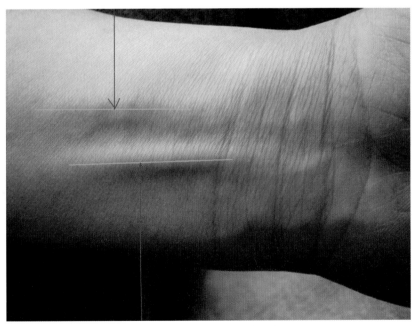

손목에는 바깥쪽(엄지쪽)에 橈骨이 있고, 안쪽에 尺骨이 있습니다. 요골과 척골의 말단에 橈骨莖狀突起와 척골경상돌기가 있습니다.

요골은 경상돌기로부터 체간방향으로 약간 傾斜를 이룹니다. 이곳 가까이 橈骨動脈이 있습니다.

앞 페이지의 사진에서 보이듯이 손목을 등 쪽으로 젖히면 손목의 가운데로 힘줄이 두 개가 도드라지는데, 요골 쪽에 가까운 것은 1힘줄이라고 하고 먼 쪽을 2힘줄이라고 합니다. 1힘줄의 명칭은 橈側手根屈筋腱이고, 2힘줄의 명칭은 掌長筋腱입니다.

요골경상돌기를 高骨이라고도 부릅니다.

2. 體質脈은 左와 右 한 雙

迷道

환자를 기준으로 설명합니다.

체질맥은 左手의 脈과 右手의 脈이 한 雙으로 이루어져 있습니다. 한쪽만 보면 되는 것이 아니라 양쪽을 모두 보아서 판단합니다. 그래서 맥도에 左脈과 右脈이 각각 표시되어 있습니다.

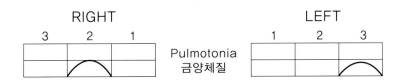

체질맥진을 설명하면서 左手 혹은 右手라고 하거나 左脈 또는 右脈이라고 하면 그건 환자를 중심으로 설명한 것입니다.

그래서 맥진시행자가 맥진하는 손을 표현할 때는 '맥진 시행자의' 라는 전제가 필요합니다. 맥진하는 손은 맥진 시행자의 오른손이거나 왼손이 되고, 그때 다른 쪽 손은 보조하는 손이 됩니다.

맥진 시행자는 오른손으로 환자의 左手를 맥진하고, 반대편으로 가서 왼손으로는 환자의 右手를 맥진합니다. 이것을 바꾸어서 오른손으로 右手를 왼손으로 左手를 體質脈診할 수는 없습니다.

3. 환자의 자세 [1)]

蝸牛

환자는 침대에 꼭 누워야 하나요?

보통 한의원에서 診脈할 때는 진료실 책상 위에 손목을 올리던데요.

迷道

앉은 상태에서도 체질맥이 안 나오는 것은 아닙니다만, 누워야 서로 안정 감이 있습니다.

蝸牛

그럼 누워서 팔을 편하게 늘여 둔 채로 체질맥을 보나요?

迷道

아닙니다. 이 때는 특별한 자세가 필요합니다.

맥진 시행자는 자신이 맥진하는 손으로는 환자의 팔꿈치 부위를 잡고, 보 조하는 손으로는 환자의 손을 잡습니다.

---

1) 맥진을 하는 사진은, 설명의 편의와 이해를 쉽게 할 수 있도록 전달하기 위하여 체질맥진의 바른 자세 와 다르게 표현된 것도 있음을 밝힙니다. 이 페이지 이후도 그렇습니다.

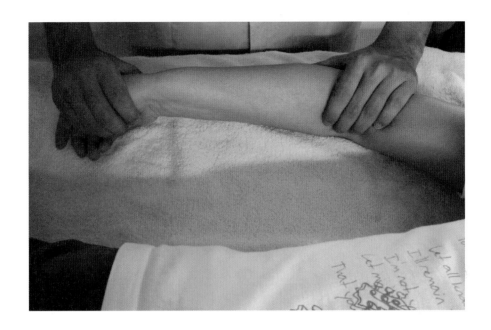

　그런 후에 사진에서처럼 약간 'ㄱ'자 모양이 되도록 팔꿈치를 꺾습니다. 이 때 환자의 자세는 약간 불편한 상태가 됩니다.

　그리고 환자의 몸통으로부터 요골과 척골이 평행이 되도록 팔을 벌려 거리를 둡니다.

　의사는 왼손으로는 환자의 오른쪽 주관절을 잡고 오른손으로는 환자의 손목을 잡아서, 사진에서 보이는 것처럼 환자의 주관절을 'ㄱ'자 모양으로 적당히 굽혀서 바깥쪽으로 벌립니다. 이 때 전완부(前腕部, 팔뚝)는 손바닥 면이 환자의 몸통 쪽을 향하도록 하면서 몸통에 평행하게 유지합니다. 환자의 손목이 비틀리지 않도록 하여 전완부의 요골과 척골이 위 아래로 평행한 상태여야 합니다.

4. 1指, 2指, 3指

迷道

네, 전통맥진법에서는 寸, 關, 尺이라는 손목의 부위에 食指, 中指, 藥指를 각각 놓아서 診脈을 합니다.

체질맥진에서는 食指, 中指, 藥指를 각각 1指, 2指, 3指로 부릅니다. 번호는 체질맥도에 구획된 區域에 지정된 번호와 같습니다.

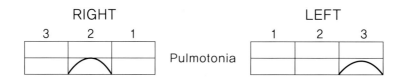

그리고 중요한 것은 여기에서 1지, 2지, 3지는 맥도에서 보이는 구획의 구분일 뿐, 이 세 손가락이 별개의 손가락으로 작동한다는 뜻이 아닙니다.

5. 1.2.3指는 하나의 板

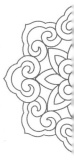

蝸牛

별개의 손가락이 아니라니요? 무슨 뜻입니까?

迷道

　마치 본드로 세 손가락을 붙여 놓은 것처럼 하나의 판이 되어야 한다는 것
입니다.

蝸牛

전통 맥진에서는 寸을 보고, 關을 보고, 尺을 보고 하는데요?

迷道

　체질맥진이 전통맥법과 많이 다르지만 이것이 아주 현저한 차이입니다.
요골동맥의 맥동을 느끼는 개념이 전혀 다르기 때문입니다.

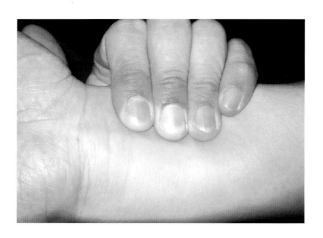

蝸牛

그렇다면 세 손가락 사이를 각각 벌리면 안 되는 거군요?

迷道

붙어 있는 하나의 板인데 어떻게 벌어질 수 있습니까?
그건 안 됩니다.

6. 한 칸 이동함

蝸牛

그럼 맥진하는 손의 1指를 전통맥진 방법으로 볼 때 寸에 두는 건가요?

迷道

아닙니다. 한 칸 이동합니다.[2]

쉽게 말하면 關 부위에서 1指를 시작한다고 보시면 됩니다.

　하지만 한 칸 뛰어서 體幹 방향으로 이동한 후에는 1指의 위치가 꼭 關 부위가 아니어도 괜찮습니다. 경상돌기의 高骨에서 체간 방향으로 1橫指 정도 이동해서는 아무 곳이나 잡아도 상관없습니다,

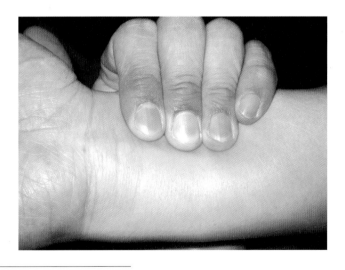

2) 미국 캘리포니아에 있는 김재희 님은 '체질맥을 요골경상돌기 아래서 잡는 발상이 대단하다고 본다' 면서, '무언가 증상에 따라 변하는 맥이 아닌 근본적인 맥을 찾으려는 시도' 라고 평가하였습니다.

7. 1.2.3指의 정렬

蝸牛

1.2.3지가 한 板이라고 했는데 어떻게 한 板으로 만들어지는 건가요?

迷道

먼저 1.2.3指의 끝을 1힘줄과 2힘줄 사이에 손끝을 맞춰서 가지런히 정렬합니다.

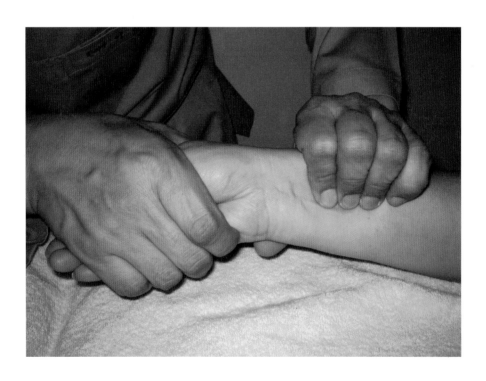

蝸牛

힘줄 사이가 중요한 건가요?

迷道

네 2힘줄 밖(척골 측)으로 손가락 끝이 벗어나면 안 됩니다.

8. 반관맥 비사맥

蝸牛

체질맥진을 시행하기 전에 꼭 필요한 것이 있습니까?

迷道

네, 따지고 보면 이것도 체질맥진의 한 과정입니다.

환자의 左手와 右手에서 모두 1指, 2指, 3指 아래에 실제로 요골동맥의 脈動이 있는지 점검해 보아야 합니다.

각각의 손가락이 위치한 부위에서 가볍게 눌러보아서 맥동을 확인해보는 것이 체질맥진 준비 작업이라고 할 수 있겠습니다.

이것은 흔히 反關脈 또는 飛斜脈이라고 부르는, 橈骨動脈이 손목의 바깥쪽으로 틀어진 혈관의 기형을 발견하기 위함입니다. 만약 그런 경우라면 그 위치에서는 체질맥을 보기가 어렵습니다.

한쪽에만 그런 경우도 있고, 양쪽 모두가 그런 사람도 있습니다. 하지만 이것은 생리상태의 특별한 구조일 뿐 몸의 기운의 강약과는 무관합니다.

寸口 부위에서 반관맥 때문에 요골동맥을 보지 못하는 경우에 좀 더 體幹 방향으로 올라가서 체질맥을 찾아볼 수는 있습니다.

체질맥은 체질감별의 요체이므로 체질맥을 보지 못하는 경우에는 다른 감별도구에 더 집중하여 판단해야 합니다.

9. 체질맥진에 관여하는 손가락의 부분들

蝸牛
그럼 1.2.3指 말고 다른 손가락은 어떤 역할을 합니까?

迷道
엄지는 통상적으로 척골경상돌기에 걸고 軸의 임무를 맡습니다.
尺骨경상돌기에 걸 때는 엄지의 末節을 겁니다.

蝸牛
엄지를 척골경상돌기에 걸지 않아도 된다는 말입니까?

迷道
체질맥이 좀 더 體幹 쪽으로 올라간 부위에서 나온다면 체간 쪽으로 엄지
를 이동하여도 됩니다.

蝸牛
혹시 새끼손가락도 역할이 있습니까?

迷道
이것도 초심자들이 아주 힘들어 하는 부분입니다. 새끼손가락은 체질맥을
보는데 직접적으로 참여하는 것은 아닙니다.

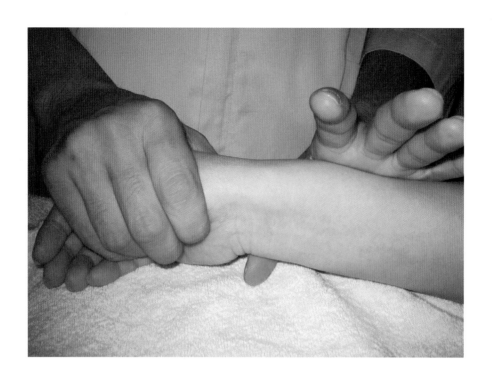

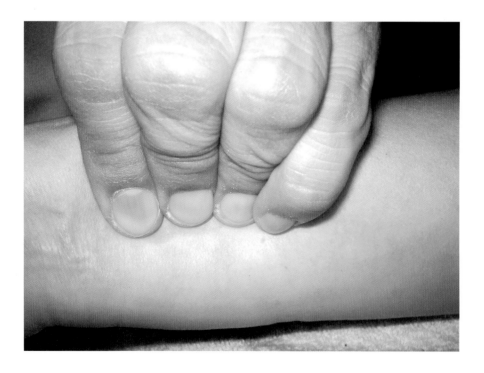

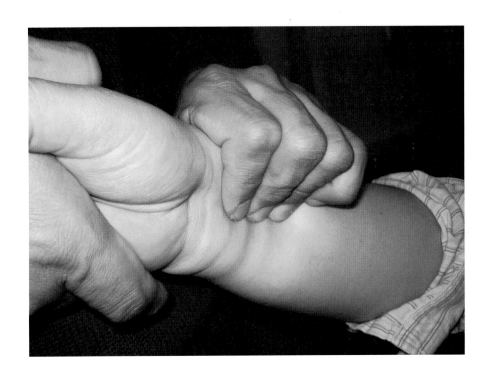

앞 페이지 아래에 있는 사진처럼 새끼손가락으로 3指를 누르면 안 됩니다.

본디 우리 손가락은 엄지가 가장 힘이 세고 새끼손가락으로 갈수록 힘이 떨어집니다. 평소에 그런 조건으로 손과 손가락을 씁니다.

그런데 1.2.3指를 한 판으로 만들라고 하니 아무래도 3지 쪽으로 갈수록 힘이 부족할 수밖에 없습니다. 그래서 板의 균형이 흐트러질 수 있습니다. 이 때 새끼손가락에 힘을 빼고 3지 쪽에 가볍게 붙여서 판의 균형을 유지하도록 합니다.

10. 1힘줄(橈側手根屈筋腱)의 제어

蝸牛

체질맥진을 시행하기 전에 1.2.3指의 끝을 1힘줄과 2힘줄 사이에 정렬한다고 했습니다. 그런 다음에는 어떻게 합니까?

迷道

먼저 1.2.3指의 指腹部로 1힘줄 바깥쪽에 있는 2힘줄을 尺骨 쪽으로 밀 듯이 하면서 1힘줄을 당겨옵니다.

이때 1힘줄로 요골동맥을 가둔다는 개념으로 당겨옵니다.

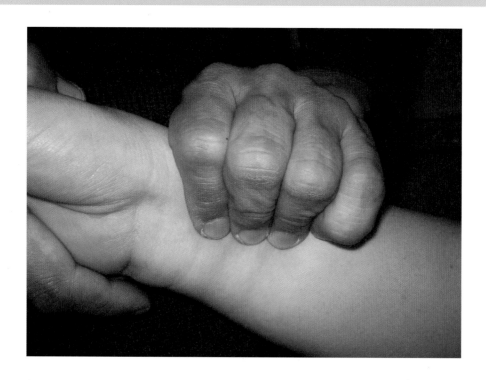

11. 背屈

蝸牛

체질맥진을 하는 장면을 찍은 사진을 본 적이 있는데 손가락이 좀 이상한 방향으로 휘어 있더군요?

迷道

하하, 손가락이 背屈된 장면을 찍은 사진이었나보군요.

蝸牛

배굴이요? 처음 듣는 용어입니다.

迷道

배굴이란 1.2.3指의 末節을 손등 쪽으로 휘는 것을 말합니다.

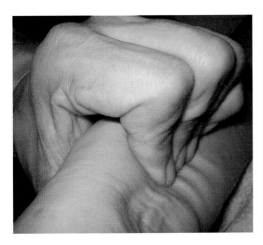 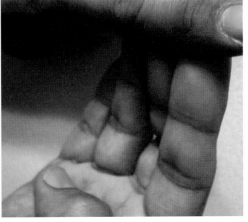

迷道

체질맥은 손끝 부분이 아니라 指紋이 있는 아래쪽의 指腹部로 느끼게 됩니다.

그런데 1.2.3지의 끝을 정렬하여 1.2.3지가 한 板이 되고, 1.2.3지의 지복부가 동일한 평면을 이루려면 2지를 손등 쪽으로 굽히면 안 됩니다. 指腹部 쪽으로 휘도록 해야 합니다. 그러니까 1.2.3지를 배굴하는 이유는 체질맥을 느끼는 1.2.3지의 지복부를 동일한 평면으로 유지하기 위한 것입니다.

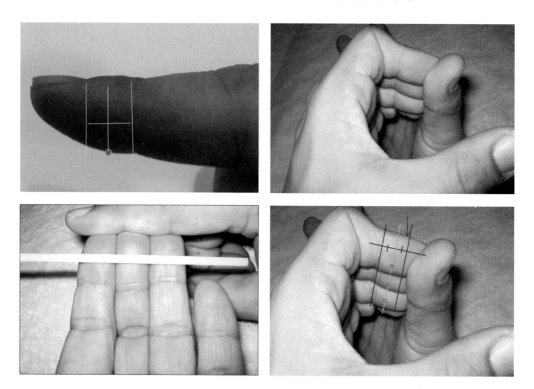

체질맥을 느끼는 부위를 표시한 사진입니다. 손톱뿌리와 말절의 중간쯤입니다.

12. 수직 누름

蝸牛

압박하는 **角度**는 얼마 정도로 합니까?

迷道

    1指로 압박을 할 때 누르는 손가락인 1指가 요골동맥의 진행방향으로 **直角**을 이루도록 합니다.

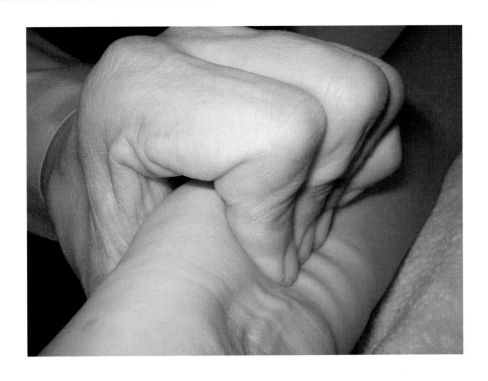

13. 압박하는 깊이

蝸牛

어느 정도 깊이로 압박해야 합니까?

迷道

압박하는 깊이를 특정할 수는 없습니다. 환자들의 손목 상태는 다양하기 때문입니다.

다만 1指로 압박하다가 1지가 요골을 만나면 압박을 즉시 멈춥니다.

14. 1指가 중심

蝸牛

1指, 2指, 3指가 있는데 왜 자꾸 1指만 말을 하십니까?

迷道

　1.2.3指가 하나의 판이기 때문에 그렇습니다.

　1指만 말하는 것은 압박을 할 때 힘을 주는 方向 때문에 그렇습니다.

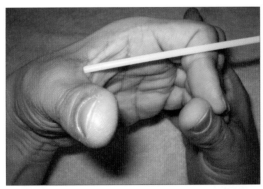

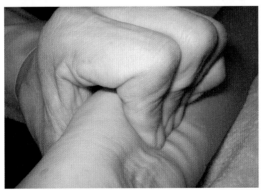

15. 힘을 주는 방향

蝸牛

힘을 주는 방향이 정해져 있군요?

迷道

1.2.3指는 하나의 板입니다. 그런데 1.2.3指는 각각 별도의 물리적인 공간을 차지하고 있으므로 방향을 각각 지정해야 한다면 혼란스럽게 됩니다.

그리고 1指로 요골까지 압박하면서 이 板을 인도하는 역할도 맡고 있기 때문에 1指의 힘이 향하는 방향을 명확하게 지정하는 것입니다.

蝸牛

그럼 1지로 힘을 주는 방향은 어디입니까?

迷道

엄지는 보통은 척골경상돌기에 고정되어 있습니다.

그렇다면 1指로 힘을 주는 방향은 엄지의 本節입니다.

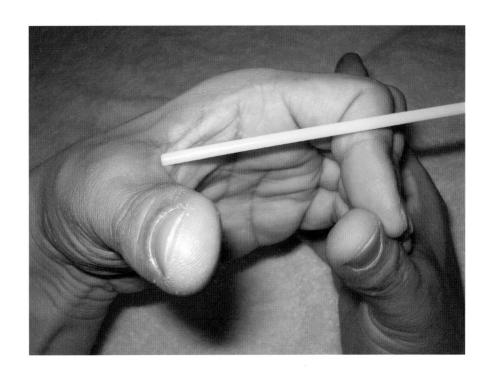

그럼 이때 엄지로도 1指를 향해 힘을 주어야 합니까?

안 됩니다. 엄지에 힘을 주면 안 됩니다.
엄지는 1지로부터 오는 힘을 받는 軸의 역할만 해야 합니다.

엄지는 대고만 있는 것이지, 절대 힘을 주지 말아야 합니다. 힘은 1指의 말절에서 엄지의 本節로만 간다고 생각해야 합니다. 엄지에 힘을 주면 환자들이 손목이 아프다고 말합니다.

그러니까 엄지는 고정되어 축의 역할만 해야 합니다.

16. 1指로 힘주기

蝸牛

그럼 1지로 힘을 줄 때는 손끝으로 압박합니까?

迷道

아닙니다. 손끝의 指紋이 있는 부분으로는 피부를 끌어오면서 힘은 1指의
末節을 통해서 주는 겁니다.

蝸牛

아하! 1指의 末節이 엄지의 本節을 향해서요?

迷道

네 맞습니다.
이 방향을 맞추지 못하면 체질맥을 제대로 잡을 수 없습니다.

17. 1.2.3指 힘의 배정

蝸牛

1.2.3指에서 힘을 주는 방향 결정은 1지로 한다면, 압박의 **强度**는 동일하게 하는 거겠군요?

迷道

아닙니다.

1.2.3指의 板으로 누르다가 1指가 요골에 닿은 순간 압박을 멈추어야 한다고 했습니다. 그런데 1.2.3指를 동일한 강도로 압박한다면, 1지가 요골에 멈추었을 때 자칫 2.3指가 멈추지 않고 좀 더 깊이 압박될 가능성이 있습니다. 空間을 유지하기가 힘들어지는 것입니다.

蝸牛

그럼 어떻게 합니까?

迷道

아래 표처럼 1指가 100이라면 2指에는 80정도, 3指에는 60정도의 세기로 합니다. 물론 이것은 **數値**로 정해져 있는 것은 아닙니다.

1지	2지	3지
100	80	60

蝸牛

각 손가락이 누르는 강도가 자체적으로 표시가 되는 기계도 아닌데, 힘이 제대로 적용이 되었는지 확인할 수 있는 방법이 있습니까?

迷道

압박하고 체질맥을 확인한 후에, 손가락을 떼고 환자 손목의 피부에 남은 압흔을 보면 됩니다.

18. 壓痕 확인

蝸牛

1.2.3指의 균형을 유지하면서, 또 압박에서 100:80:60 정도의 비율을 잘 유지했는지 확인할 방법이 있을까요?

迷道

환자의 손목에 남은 압흔을 보면 됩니다.
말로 하는 것보다 사진을 보면 금방 이해할 수 있습니다.

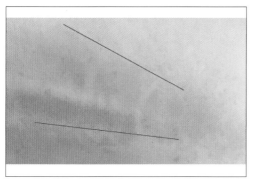

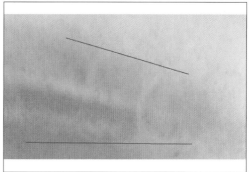

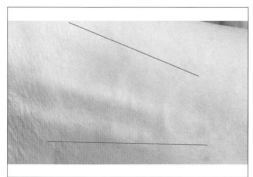

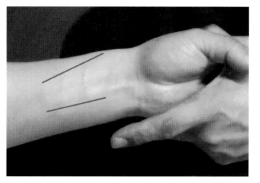

시진을 보는 방향으로 왼쪽의 압흔이 큰 사진 세 장은 환자의 오른손입니다. 즉 왼쪽이 1지라는 것입니다.

1指에서 3指로 가면서 눌린 면적이 계단식으로 줄어들고, 눌린 자국의 진한 정도도 1指가 진하고 3指가 상대적으로 옅습니다.

19. 體質脈이 찾아오는 공간

蝸牛

1.2.3指가 이루어진 板으로 압박을 하다가 1指가 요골에 닿으면 바로 멈추라고 했는데, 그건 어떤 이유입니까?

迷道

橈骨에 닿은 1指는 저항선입니다. 마치 방파제나 프리즘 같은 역할을 합니다.

蝸牛

그럼 2.3指 부분은 요골에 닿지 않은 상태인데요?

迷道

네 그렇습니다. 이 부분을 명심해야 합니다. 2.3指는 요골에 닿지 않습니다.

1指가 요골에 닿은 후에 2.3指에 힘을 주어 다시 누르면 2단으로 누르는 꼴이 됩니다. 이렇게 하는 초심자들이 많습니다.

그럼 2.3指 부분을 띄우는 이유는 무엇입니까?

1指가 요골에 닿은 부분을 꼭지점으로 1指에서 3指까지 한 면이 되고, 1지가 닿은 부분에서 요골경사를 따라 아래로 가는 面이 다른 면이 되면서, 2.3指의 아래로 空間이 생깁니다.

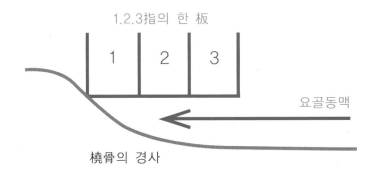

1.2.3指의 한 板

요골동맥

橈骨의 경사

네 이해가 됩니다. 2.3指가 요골에 붙지 않으니 2.3지 아래쪽으로 공간이 생기는 군요.

네 그 공간으로 심장에서 요골동맥을 통해 오는 搏動이 들어오고 1指의 저항선에 막힌 후에 體質脈이 찾아오게 됩니다.

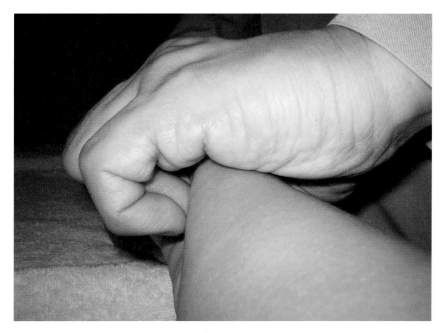

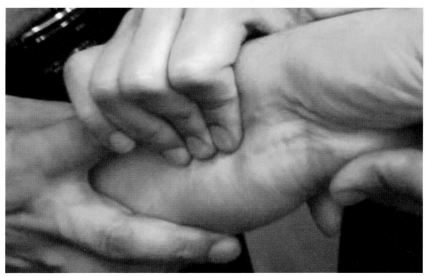

　사진에서 보면 3지 안쪽으로 공간이 있습니다. 요골에 닿지 않았다는 뜻입니다. 아래의 사진은 안쪽으로 실습생의 손가락을 넣어 空間을 실습생에게 확인시켜주는 장면입니다.

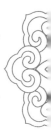

20. 맥진에 참여하지 않는 손의 자세

蝸牛

의사가 체질맥진을 시행하는 손 말고 다른 쪽 손은 어떤 자세로 있어야 합니까?
또 그 역할이 별도로 있습니까?

迷道

그 손을 보조하는 손이라고 합니다.
네 역할이 있습니다.

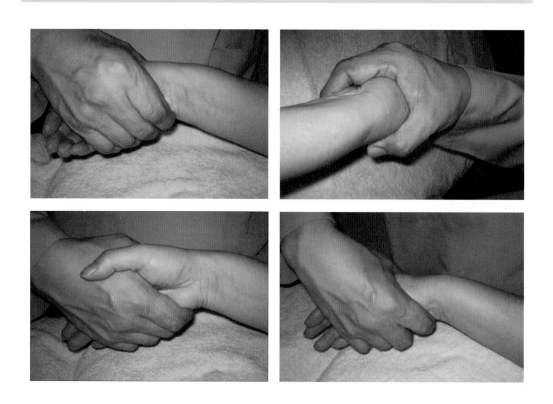

보조하는 손으로는 환자의 손 전체를 움켜잡습니다. 악수하듯이 잡는 것도 가능합니다. 환자의 손을 전체적으로 움켜잡은 후에 환자의 손목 환경에 따라 아래 또는 위 방향으로 환자의 손목을 꺾어주어야 합니다. 보통은 아래 방향으로 약간 꺾으면서 손등 쪽으로 살짝 젖힙니다.

이런 방법은 요골동맥이 있는 피부 면이 팽팽해지도록 하기 위함인데, 환자의 손목 부위 근육의 두께나 피부의 탄력 정도에 따라 손등 쪽으로 더 젖히거나 혹은 손바닥 방향으로 꺾을 수도 있습니다. 요골동맥을 팽팽히 잡아당겨 펴서 맥진을 좀 더 잘하기 위함입니다.

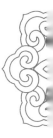

21. 정권 지르기처럼

蝸牛
손의 자세에서 체질맥진 초심자들이 습득하기 어려워하는 자세가 있다면서요?

迷道
네 손목을 꺾지 않는 것입니다.

흔히 이것을 정권지르기 자세처럼 한다고 합니다.

손목을 꺾으면 손에 제대로 힘을 주기도 힘들고, 반복하여 체질맥진을 할 때 손목이 쉽게 피로해집니다. 왜냐하면 손목이 꺾이면 손목에 부하가 생기기 때문입니다.

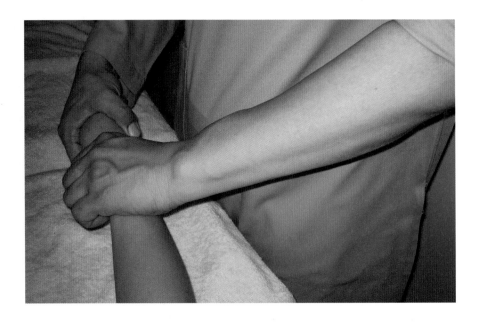

앞 페이지의 사진처럼 손목이 곧게 펴지면 체질맥진을 할 때 손목에는 전혀 힘이 들어가지 않습니다.

자신의 손과 손목 자세를 관찰하고 싶다면 고개와 상체를 숙여서 보지 말고, 베드 위에 작은 손거울을 기울여 두면 자신의 손목과 손가락의 자세를 관찰하기가 쉽습니다.

22. 체질맥을 기다린다

蝸牛

체질맥진을 시행하기 위한 순서에 따라 모든 자세가 갖춰졌습니다.
그럼 이제 體質脈을 느껴야 합니다. 어떻게 느낍니까?

迷道

일단 기다립니다.

蝸牛

아니 체질맥을 느끼기 위해서 모든 절차가 끝났는데 기다리라니요?
체질맥이 어디 있는데 기다린다는 말입니까? 도망이라도 갔습니까?

迷道

급하시네요. 그렇다고 제가 億萬年을 기다리라고 하겠습니까?

蝸牛

어렵게 말 돌리지 마시고 빨리 알려주십시오.

迷道

체질맥진에 필요한 몸과 손의 자세를 갖춘 것은, 江의 여울에 사다리꼴의
돌담을 쌓아서 물의 흐름을 한 곳으로 모은 후에, 그 꼭지점이 되는 부분에
통발을 놓은 것과 같습니다.

蝸牛

통발이요? 꽃게나 문어 잡는?

迷道

그거는 바다에서 쓰이는 것이구요. 江이나 냇물에서 통발을 놓을 때는 보통 싸리나무 가지로 짠 망태기 같은 것이지요.

제가 물어보겠습니다. 이 통발이 물고기를 잡으러 이동하겠습니까?

蝸牛

아니죠. 통발은 그곳에 고정되어 있지요.

迷道

네 맞습니다. 통발은 물고기를 기다립니다. 물고기를 찾아가지 않습니다.

蝸牛

그런데요?

迷道

자세를 갖춘(1.2.3指의 균형을 유지하는) 손가락과 요골의 경사면이 이루는 깔때기 모양의 공간이 마치 통발과 같습니다.

통발을 고정하고 물고기를 기다리듯이, 체질맥진을 위한 몸과 손의 자세를 갖춘 후에 체질맥이 오기를 기다리는 겁니다.

蝸牛

그럼 얼마나 기다려야 한다는 겁니까?

迷道

기다리는 것은 순간입니다. 刹那입니다.

蝸牛

찰나를 기다리면 체질맥이 옵니까?

迷道

네 통발은 고정되어 있고 물고기를 찾아가지 않듯이, 체질맥진을 위한 몸과 손의 자세를 갖추고 기다리면 체질맥이 저절로 오는 것입니다.

蝸牛

통발을 아무 곳에나 둔다고 물고기가 찾아오는 것은 아니지 않습니까?

迷道

물론 그렇습니다. 그 사람의 체질맥이 나오는 포인트를 찾아야 합니다. 그곳에서 자세를 갖추어야 합니다. 이렇게 되려면 지속적인 체질맥진 수련과 경험이 필요합니다.

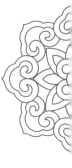

23. 교감신경긴장체질과 부교감신경긴장체질

蝸牛

네 기다리던 체질맥이 왔고 세 손가락이 이루는 板으로 느꼈습니다.

그럼 이 체질맥이 어떤 체질의 것인지 판단을 해야 하는데요?

迷道

체질맥은 左脈과 右脈 한 雙을 보는 것이라고 했습니다.

蝸牛

네 몇 번 반복하여서 알겠습니다.

迷道

入門 시기에는 左脈을 먼저 보고 판단합니다.

蝸牛

이유가 있습니까?

迷道

네 8체질은 교감신경긴장체질과 부교감신경긴장체질로 크게 나눌 수 있습니다.

蝸牛

그것을 무엇으로 구분합니까?

迷道

8체질 중에서 교감신경긴장체질은 금양체질과 금음체질, 수양체질과 수음체질 네 체질입니다.

이 네 체질은 공통적으로 左手 3指에 체질맥이 있습니다.

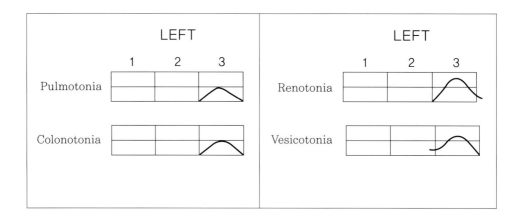

蝸牛

오호! 그러고요?

迷道

그리고 부교감신경긴장체질은 목양체질과 목음체질, 토양체질과 토음체질 네 체질인데, 이 네 체질은 공통적으로 右手 2指에 체질맥이 있습니다.

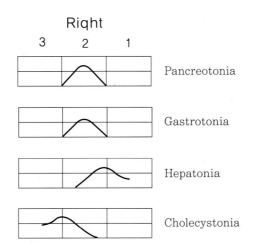

蝸牛

단번에 판단해야 하는 영역이 半으로 줄어버리는군요?

迷道

똑똑하시네요. 금방 알아들으시는군요.

먼저 左脈에서 3지맥을 감지하면 그렇게 됩니다.[3]

蝸牛

그런 다음에는 右手로 가는 거군요?

迷道

네 左手 3지에 체질맥이 없었다면, 당연히 右手 2지에서 체질맥이 나와야

합니다.

---

3) 다만 토음체질의 경우에도 左手 3지맥이 있으므로 좌수 3지맥을 통하여 명확하게 두 그룹으로 구분되는 것은 아닙니다.

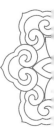

24. 움직임과 방향

蝸牛

체질맥을 판단할 때 脈의 位置 말고, 또 무엇을 유념해야 할까요?

迷道

체질맥의 움직임입니다. 그것을 脈圖의 형태 차이로 고정맥과 유동맥으로 구분했습니다. 고정맥은 구획된 손가락의 영역 안에 있는 체질맥이고, 유동맥은 체질맥이 시작되어 움직이는데, 처음 시작한 구획을 넘어서 인접된 구획으로 넘어가는 것입니다.

그리고 이런 유동맥을 볼 때는 움직이는 방향도 감지해야 합니다.

예를 들어, 목양체질의 체질맥은 2指에서 1指로 가고, 목음체질의 체질맥은 2指에서 3指로 갑니다. 움직이는 방향이 서로 반대인 것입니다. 이것이 목양체질과 목음체질의 體質脈을 나누는 구분점입니다.

체질	右				左			
	3	2	1		1	2	3	
Hep.								
Cho.								

25. 매너리즘 경계

蝸牛

체질맥진을 시행하기 전에는 선입견을 조심해야 한다면, 체질맥진을 시행하고 체
질맥을 판단하는 동안에는 무엇을 주의해야 합니까?

迷道

이건 자신의 체질맥진이 어느 정도 수준에 올랐다고 자신하는 경우에 해당
할 수 있습니다. 매너리즘입니다.

8체질 임상을 하는 진료소에는 매니아 층이 형성되어 있어서 환자들이 자주
옵니다. 그리고 진료행위의 전 과정이 비교적 단시간에 이루어지기 때문에 일
과 중에 진료하는 환자수가 꽤 많게 됩니다.

의사가 담당해야 할 환자수가 많다[4]는 것은 여러 모로 좋은 일이긴 하지만,
환자 개인에게 향하는 의사의 집중도는 그만큼 떨어지게 됩니다.

그래서 이미 체질을 확정했고, 치료효과도 있고, 자주 내원하는 환자에 대해
서는 맥진이 소홀해질 수밖에 없습니다.[5] 자신이 처음에 가졌던 틀대로 판단해
버리는 것입니다. 이것이 매너리즘이고 이것을 특히 경계해야 합니다.

체질을 잘못 감별했는데 지속적으로 치료효과가 나타나는 경우가 있고, 그
렇게 될 수 있는 상황들이 다양하기 때문입니다.

---

4) 년 전에 지방한의사회에서 주최한 강연에 나가서 자신이 하루에 보는 환자가 몹시 많다고 자랑질을
한 8체질 임상의가 있었습니다. 물론 임상가에서 성공했다고 한의사회에서 그의 경험담을 들으려고
초청했던 것입니다. 무엇이 성공이고 무엇을 자랑했는지 그 단체와 당사자 모두 깊이 반성해야 할 일
입니다.

5) 내원 환자수가 많은 경우에 체질이 확정된 환자에 대해서는 체질맥진을 생략한다는 소문도 들립니다.

내원하여 진료실의 전동베드에 올라온 환자는 매번 체질맥진을 해야 합니다. 체질침 치료를 하는 경우에는 치료 전후에 최소한 두 번 맥진을 해야 합니다. 그리고 이런 전 과정에서 집중력을 유지해야 합니다.

이런 자세와 태도를 유지하면서 환자를 많이 보는데 체력적으로 전혀 부담이 안 된다면, 환자수가 많다는 것으로 욕먹을 일은 아니라고 생각합니다.

26. 체질맥진의 要點

迷道

　均衡, 背屈, 方向, 空間 네 가지를 말하고 싶습니다.

[1] 均衡

1..2.3指는 하나의 板입니다. 이 판의 균형을 잘 유지해야 합니다.

또 몸으로 행하는 모든 技術은 나의 均衡이 먼저입니다.

[2] 背屈

1.2.3지에서 2指를 반드시 배굴해야 합니다. 체질맥을 느끼는 면을 일정하게 유지하기 위함입니다.

[3] 方向

힘을 주는 방향은 1指 末節에서 엄지 本節로 향합니다.

[4] 空間

통발은 고기를 기다립니다. 體質脈은 찾아가는 것이 아니라 기다리는 것입니다.

체질맥이 찾아올 공간을 만들어야 합니다.

아래 표는 세부적인 항목에서 주의가 필요한 것들입니다.

구 분		내 용
자세	1	엄지의 위치
	2	1.2.3指의 위치와 정렬
	3	背屈
	4	새끼손가락의 처리
	5	정권지르기처럼
힘	1	1.2.3指의 압력은 동일하지 않다. (1指가 中心이다.)
	2	힘의 方向
	3	손끝으로 누르지 않기 (끌어당기는 것도 아니다.)
	4	단번에 힘을 주어 누른다.
모양	1	體質脈의 구성 (左. 右 1雙)
	2	固定脈
	3	流動脈
	4	脈의 方向

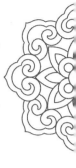

27. 체질맥의 세기와 건강 상태의 판단

蝸牛

체질맥의 세기로 건강 상태를 판단할 수 있습니까?

迷道

체질맥진은 전통맥진처럼 *病證*을 보는 도구[6]가 아닙니다.

체질맥진은 8체질을 감별하는 도구입니다.

그런데 체질맥은 체질에 따른 내장구조의 반영이라고 했습니다. 그러므로 개인의 건강상태에 따라서 체질맥이 뚜렷하고 선명하게 느껴지기도 하고, 흐리고 애매하게 보이기도 합니다. 그건 한 환자를 지속적으로 치료하면서 얻는 경험에 의한 것입니다.

서로 다른 사람의 체질맥 세기를 비교하여 누가 더 건강한가를 말하려는 것은 別 의미가 없습니다.

---

6) 전통맥진으로 *病證*을 볼 수 있다고 단정하는 것은 아닙니다.

28. 전동베드

蝸牛

체질맥진을 위해서 꼭 필요한 장비가 있습니까?

迷道

전동베드를 꼭 구입하시라고 권하고 싶습니다.

전동베드는 전동기로 구동되어서 위 아래로 오르내리도록 된 침대입니다. 체질맥진을 시행하는 의사가 자신의 키에 적당하게 맞춰서 사용할 수 있도록 높이 조절이 가능합니다. 체질맥진을 시행할 때 자세가 제대로 구현되려면 이 장비가 필요합니다.

蝸牛

혹시 전동베드를 사용할 때 주의할 점이 있습니까?

迷道

네 특히 아이들이나 노인분들께는 꼭 주의를 기울여야 합니다.

蝸牛

어떤 주의입니까?

迷道

추락에 대한 위험과 그에 관한 대비입니다. 높이가 1m 정도로 높아질 수도 있습니다.

아이들이 주의가 산만해서 그대로 뛰어내리는 경우도 있습니다. 연세가 드신 분들은 소리를 잘 알아듣지 못해서 그냥 옆으로 몸을 굴려서 내려오려고 하시기도 합니다.

蝸牛

왜 추락할 위험이 있나요?

迷道

보통의 한의원 침대는 한쪽 면이 벽에 붙어있는 경우가 많습니다.

그런데 체질맥진과 체질침 치료를 위한 전동베드는 四方이 개방되어 있습니다. 높이 올라가고 양 옆으로 막힌 곳이 없어서 위험합니다.

蝸牛

체질감별도 하고 치료도 하고 8체질의사와 전동베드는 아주 밀접한 관계가 있군요.

迷道

네 그렇지요. 체질감별과 체질치료, 그리고 경과 확인까지 8체질의학의 모든 요소가 이 전동베드 위에서 이루어집니다. 다른 보조적인 진단 장비나 치료 장비는 사실 필요가 없습니다.

전동베드는 8체질의사의 상징과도 같습니다.

만화에 등장하기도 했다고요?

迷道

네 반쪽이라는 필명으로 유명한 최정현 화백의 만화[7]입니다.

이 만화에 등장한 분은 삼송도추한의원의 정윤정 원장입니다.

부부한의사인데, 예전에 봉천동에서 도추한의원으로 개원하고 있던 때입니다.

만화에 등장한 당시에는 8체질 임상을 하는 분이 많지 않았고, 특히 여성분은 상대적으로 드물었던 시절입니다. 그래서 만화를 볼 때 이 분이 누군지 금방 상상이 되었습니다.[8]

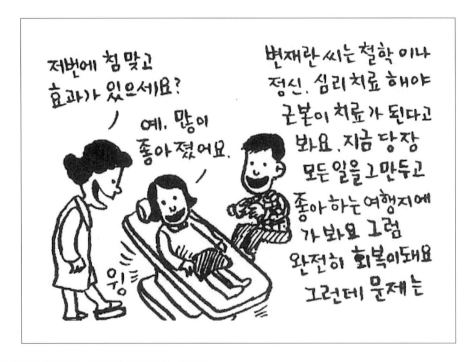

---

7) 『하예린이 꿈꾸는 학교, 반쪽이가 그린 세상』 최정현 글/그림 한겨레신문사, 2000.

8) 나중에 다른 일로 전화 통화를 하게 되었을 때 사실이 맞는지 확인도 했습니다.

蝸牛

그럼 추락을 방지할 방법이 있어야 할 것 같습니까?

迷道

제가 하고 있는 것을 말씀드리겠습니다.

풋스위치를 눌러서 베드를 올릴 때, 반드시 베개머리로 가서 베개를 받쳐 드립니다. 그러면 환자분이 누워서 올라가는 상황이 모두 제 눈앞에서 통제가 됩니다.

그리고 치료를 끝낸 후에는 환자분을 방치하지 말고, 내리는 스위치를 누른 후에 베드가 바닥에 모두 내려올 때까지 옆에서 기다렸다가, 환자분의 뒷머리와 등 쪽을 부축해서 일으켜 드립니다.

그렇게 하면 위험할 일이 없습니다. 어차피 전동베드는 올라가야 하고, 또 내려와야 하므로 시간이 더 오래 소요되지도 않습니다.

환자분에게 예의를 갖추는 태도이기도 하고 위험을 예방하는 방법이기도 합니다.

29. 「1차 논문」의 체질맥진법

蝸牛

권도원 선생은 體質鍼 논문에서 체질맥진을 하는 방법을 설명하였나요?

迷道

네 「1차 논문」에서 방법을 설명했습니다.
原文은 英文이므로 제가 번역한 것을 소개하겠습니다.

이 맥진은 일반적으로 행해지는 전통적인 맥진과는 다른 맥진법인데, 좌 우 6부위의 맥으로부터 8가지의 정확한 대조적인 도식을 얻는 것을 목표로 한다. 그러므로 당연히 진맥의 기법에 있어서도 일반적인 맥진과는 차이가 있다.

의사가 제1지(즉, 示指)로 맥을 짚는 위치는, 환자의 손바닥 쪽의 고골(高骨) 즉, 요골경상돌기 옆으로 지나가는 바로 그 요골동맥(橈骨動脈, radial artery)이다. 의사의 제1지는 고골 부위의 상향 경사면과 요완굴근(橈腕屈筋) 사이에 교각을 걸쳐놓듯이 얹어놓는데 손가락의 첨단이 거의 환자의 장장근(掌長筋)에 닿을 정도로 해야 한다.

그런 후에 손끝의 감각을 손가락 아래의 요골동맥을 관찰할 수 있도록 알맞게 맞춰나가면서 의사는 제2지와 제3지를 같은 요령으로 차례대로 올려놓는다. 의사의 오른손 손가락은 환자의 왼손에 또 의사의 왼손 손가락은 환자의 오른손에 올려놓아야 된다.

이렇게 하고 나서 의사는 세 손가락을 사용하여 동일한 압력으로 환자의 근육과 맥을 압박하여야 한다. 환자의 근육에 탄력이 있을 때는 수직방향으로 최대한 세게 압박하며, 별로 탄력이 없을 때는 환자의 요골 방향으로 근육을 잡아당겨 놓고 똑같은 방식으로 압박하는데 의사는 끝까지 눌려질 때까지 힘 있게 유지하는 맥이 어느 손가락 아래의 맥인지를 찾아내야 한다.

좌수맥(左手脈)과 우수맥(右手脈)을 이런 식으로 두세 번 해보아도 그 답이 똑같이 반복되면 의사는 8병형(病型)의 8영상(映像)을 참조하면 된다.

이렇게 해서 나오는 맥진의 결과는 환자의 병형을 진단할 수 있을 뿐 아니라 (건강한 사람의 경우까지도) 장과 부의 기질(氣質,temperament)과 체질(體質,constitution)을 판별해내는 방법이 될 수도 있다.

30. 배철환과 류주열의 방식

蝸牛

1994년에 한의사통신망 동의학당에 배철환 원장이 올린, 체질맥진을 하는 요령에 관한 자료를 보면 아래와 같은 내용이 있습니다.

(1) 3部脈이 모두 뛰지 않을 때까지 누른 후, 약간 힘을 뺐을 때 가장 먼저 가장 세게 뛰는 맥을 잡는다.

또 이런 언급도 있습니다.

(2) 천천히 눌러서 남는 맥을 찾는 것도 가능한 방법이다.

어떤 방법이 옳습니까?

迷道

이것은 「1차 논문」의 체질맥진 방법을 보고 자신들이 익힌 것입니다.

1994년에 배철환이 한의사통신망인 동의학당에 체질침을 중심으로 8체질의학을 소개하기 전에, 배철환 무리들[9]은 권도원 선생과 관계를 맺고 있었습니다. 제선한의원에 찾아가기도 하고 권도원 선생에게 저녁 식사를 대접하면서 이야기를 듣기도 했습니다.

그런데 결정적으로 이들은 권도원 선생의 진료실에 들어가서, 권도원 선생이 환자들의 체질을 감별하고 치료하는 현장을 참관하지는 못했습니다. 체질 맥진하는 현장을 보지 못했다는 것입니다.

그리고 권도원 선생은 後學을 자상하게 지도해주는 분은 아닙니다. 경희대

---

9) 배철환, 김영태, 김상훈, 류주열, (하한출, 황 민)

학교 대학원에서 체질의학을 전공하여, 권도원 선생의 공식적인 1호 제자가 되었던 염태환 선생은 이런 증언을 했습니다. 체질맥진을 가르쳐 달라고 요청했더니 '그냥 잡아!' 이것이 시작이자 끝이었다는 것입니다.

이런 사정이니 배철환 무리들이 염태환 선생보다 더 자상한 지도를 받지는 못했을 것입니다.

31. 순서대로 따라가는 체질맥진법

> **蝸牛**
>
> 이제 체질맥진에 관한 세부적인 내용을 다 들은 것 같습니다.
> 그러니 이제는 체질맥진의 순서대로 따라가면서 다시 설명해 주십시오.

> **迷道**
>
> 네 그러지요. 잘 따라 오십시오.
> 간단히 설명하기 위해서 경어체는 생략하겠습니다.

[1] 체질맥진의 준비

환자는 전동베드 위에 앙와위(仰臥位)로 편안한 자세로 눕는다. 의사는 전동베드를 올리고 환자의 왼쪽에 먼저 선다.

[2] 1指.2指.3指란?

1지.2지.3지란 맥진을 시행하는 의사의 손가락을 가리키는 것인데 1지는 검지(示指,食指), 2지는 중지(中指), 3지는 약지(藥指)이다.

체질맥도에 아라비아 숫자로 1.2.3으로 표시된 것은 해당 손가락 부위를 나타낸 것이다.

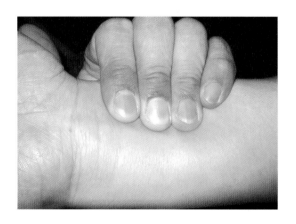

[3] 맥진은 왼손(左手) 먼저

여덟 체질은 크게 교감신경긴장체질과 부교감신경긴장체질로 양분할 수 있다. 교감신경긴장체질인 네 체질(Pul. Col. Ren. Ves.)은 환자의 左手에서 3지에 맥이 있고, 부교감신경긴장체질인 네 체질(Hep. Cho. Pan. Gas.)은 환자의 左手에서 1지와 2지에서 맥이 나타난다. 맥진 시작부터 체질감별의 범위를 좁힐 수 있으므로 환자의 왼손 맥을 먼저 보는 것이 편리하다.

[4] 주관절[팔꿈치]는 'ㄱ'재(字)

의사는 왼손으로는 환자의 오른쪽 주관절을 잡고 오른손으로는 환자의 손목을 잡아서, 사진에서 보이는 것처럼 환자의 주관절을 'ㄱ'자 모양으로 적당히 굽혀서 바깥쪽으로 벌린다. 이 때 전완부(前腕部,팔뚝)는 손바닥 면이 환자의 몸통 쪽을 향하도록 하면서 몸통에 평행하게 유지한다. 환자의 손목이 비틀리지 않도록 하여 전완부의 요골(橈骨)과 척골(尺骨)이 위 아래로 평행한 상태여야 한다.

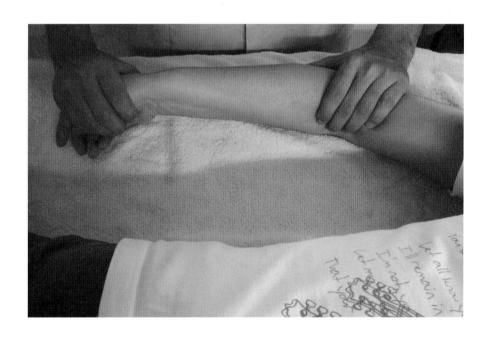

[5] 맥진에 참여하지 않는 손의 자세

의사의 왼손으로는 환자의 손 전체를 움켜잡는다. 악수하듯이 잡는 것도 가능하다. 환자의 손을 전체적으로 움켜잡은 후에 환자의 손목 환경에 따라 아래 또는 위 방향으로 환자의 손목을 꺾어주어야 한다. 보통은 아래 방향으로 약간 꺾으면서 손등 쪽으로 살짝 젖힌다.

이런 방법은 요골동맥이 있는 피부 면이 팽팽해지도록 하기 위함인데, 환자의 손목 부위 근육의 두께나 피부의 탄력 정도에 따라 손등 쪽으로 더 젖히거나 혹은 손바닥 방향으로 꺾을 수도 있다. 요골동맥을 팽팽히 잡아당겨 펴서 맥진을 좀 더 잘하기 위함이다.

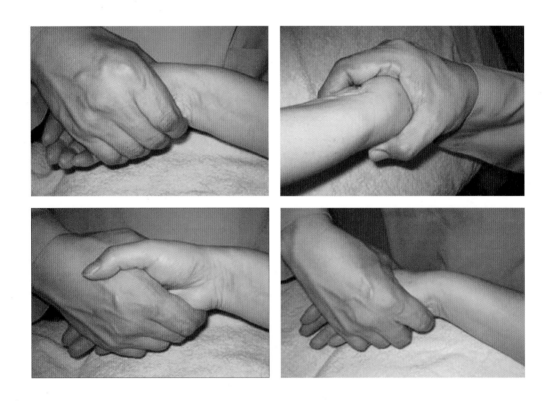

[6] 엄지의 위치

의사는 맥진하는 손의 엄지를 환자의 손목에 있는 척골경상돌기(尺骨莖狀突起)에 건다. 환자의 손이 왼쪽일 때는 의사의 오른손으로, 오른쪽일 때는 의사의 왼손으로 맥진한다. 사진에서와 같이 척골 경상돌기에 의사의 엄지 말절(末節)을 거는 것이다.

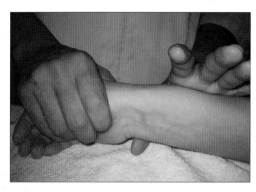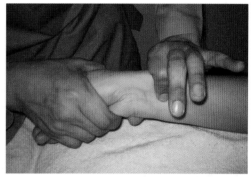

[7] 1지(示指,검지)의 위치

손목 손바닥 쪽의 횡문(橫紋) 끝에 요골경상돌기가 솟아올라 있는데 이곳이 고골(高骨, the highest bone)이다.

의사의 1지를 놓는 위치는 요골이 손목 쪽으로 고골을 향하면서 경사면을 이루는 곳으로 고골 아래쪽에 둔다. 2지와 3지는 1지와 나란히 차례로 놓는다.

미리 말한다. 이때부터 1지.2지.3지는 각각 별개의 손가락이 아니라 하나의 판(板)이 된다.

[8] 요골동맥(橈骨動脈)의 확인

1지.2지.3지의 손끝은 환자의 장장근건(掌長筋腱)에 거의 닿을 정도로 하여 손가락 바닥면으로 요골동맥을 촉지(觸知)한다.

환자의 손목에서 요골동맥의 위치를 꼭 확인해야 한다. 반관맥(反關脈)이라면 체질맥을 확인할 수 없다.

[9] 맥진하는 손목은 정권지르기처럼

맥진하는 의사의 손목이 꺾이지 않게 주의한다. 환자의 손목을 잡은 의사의 손목 자세는 마치 태권도의 정권지르기처럼 된다.

전동베드가 올라가는 최대 높이도 의사의 키에 맞춰서 사전에 적당히 조정한다.

의사의 손목이 손등방향으로 꺾이면 손과 손가락의 힘만으로 맥진을 하게 되므로 힘을 주는데 효율적이지 못하고, 맥진을 반복할 때 피로도가 증가한다. 팔 전체로 그리고 몸 전체로 힘을 준다는 느낌을 가져야 한다. 몸 전체의 균형이 중요하다. 야구에서 투수의 투구(投球)는 몸 전체의 균형과 조화를 바탕으로 손끝으로 힘이 집중된다. 이를 상기하자.

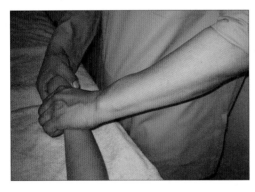 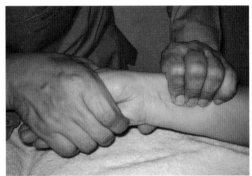

[10] 손가락 끝의 정렬

1지.2지.3지의 손끝은 환자의 장장근건(掌長筋腱)에 거의 닿을 정도로 가지런히 정렬한다.

[11] 하나의 판(板)

1지.2지.3지는 마치 붙여놓은 것처럼 한 덩어리가 되어야 한다.

세 손가락이 한 덩어리가 되라는 것은 마치 세 손가락이 하나의 판(板)처럼 움직여져야 한다는 뜻이다. 그리고 1.2.3지의 사이에는 틈을 만들어서는 안 된다. 마치 한 덩어리인 듯이 일사불란하게 움직여야 한다.

[12] 새끼손가락의 처리

새끼손가락은 맥진에 참가하는 세 손가락 중 가장 힘이 부족한 3지를 보조하고 고정하는 역할을 한다. 3지 옆에 가볍게 붙이듯이 얹는다.

그런데 새끼손가락에 무리하게 힘을 주어서는 안 된다. 힘을 주게 되면 3지가 힘을 받아 판이 비틀려 균형을 잃게 된다.

아래 사진에서 보는 방향으로 오른쪽 아래 사진은 새끼손가락으로 3지를 누른 불량자세입니다.

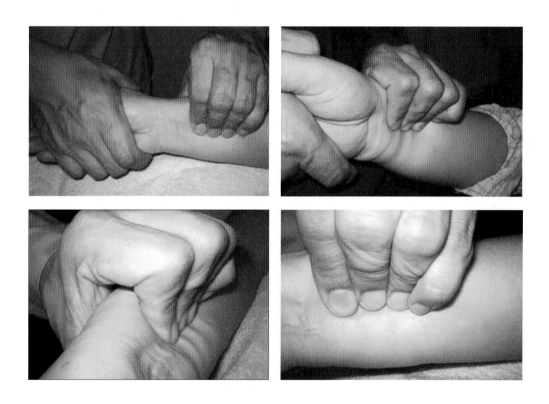

[13] 배굴(背屈)

요골동맥을 제어하면서 맥진을 하려고 힘을 가할 때 1지.2지.3지의 말절(末節)은 배굴되어야 한다.

배굴이란 손가락의 말절이 손 바닥면 쪽으로 활처럼 굽혀지는 것을 의미한다.

[14] 압력

1.2.3지의 판으로 1힘줄을 제어하면서 요골동맥을 압박한다. 요골을 향해 수직으로 압박해야 한다. 압박하는 힘은 1지를 중심으로 한다. 이때 1.2.3지에 가해지는 힘은 동일하지 않다.

[15] 요골동맥의 제어

세 손가락의 끝으로 요측수근굴근건(橈側手根屈筋腱)을 당기듯이 하면서 요골동맥을 요측수근굴근건과 요골(橈骨) 사이에 오도록 제어한다.

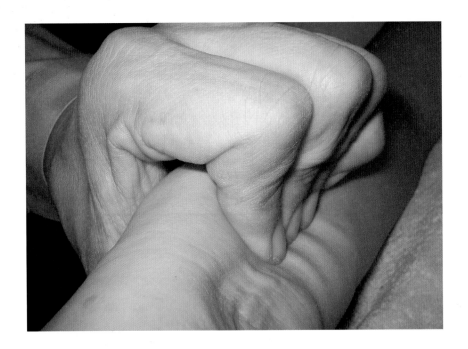

[16] 힘을 주는 방향

힘을 주는 축은 두 곳이다. 한 쪽은 1지의 말절이고 다른 한 쪽은 의사의 맥진하는 손 엄지의 둘째 마디이다.

힘을 주는 방향은 척골 경상돌기에 건 말절이 아니다. 둘째 마디 즉, 엄지의 본절(本節)이다.

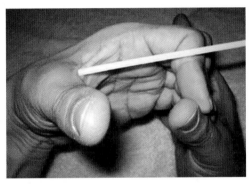
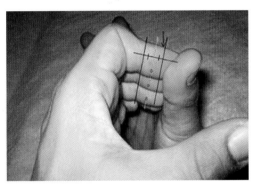
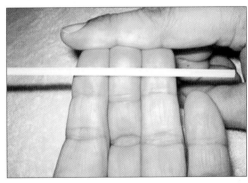
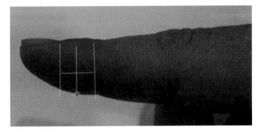

[17] 맥이 나오는 부위

맥을 느끼는 부위는 손톱의 뿌리부위에서 손가락 첫째마디 사이이다. 손가락 끝마디의 지복부(指腹部)로 맥동을 느낀다.

세 손가락의 지복부를 동일한 평면으로 유지하는 것은 위에 스트로가 있는 사진처럼 훈련한다.

[18] 엄지와 검지를 잇는 면의 접촉

환자의 손목에 닿는 엄지와 1지의 접촉부위를 최대한 넓게 확보한다.

세 손가락의 첫 마디는 배굴하여 피부에 접촉면을 충분히 확보할 수 있도록 한다.

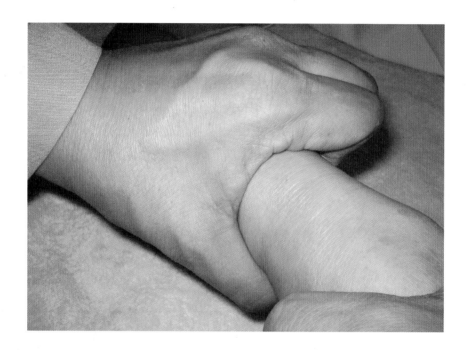

[19] 압박의 멈춤 위치

한 판을 이룬 세 손가락을 1지를 중심으로 누르다가 1지가 요골에 닿으면 그 순간 압박을 멈춘다. 이렇게 되면 2지와 3지는 요골에 완전히 닿지 않은 상태이며 손 바닥면과 환자의 피부면 사이에도 상당한 공간이 남아 있는 상태이다.

만일 세 손가락이 한 판이라는 것을 망각하여 2지와 3지의 압박을 멈추지 않으면 2차로 압박이 될 수도 있음을 명심하라.

[20] 압박의 멈춤에서 찰나의 기다림

위 [19]번의 과정에서 압박을 멈춘 후 잠시 기다린다.

여울에 통발을 설치했으면 고기가 찾아들기를 기다려야 하는 것처럼, 세 손가락의 자세와 압력을 제대로 하여 압박을 멈춘 후에 찰나를 기다린다.

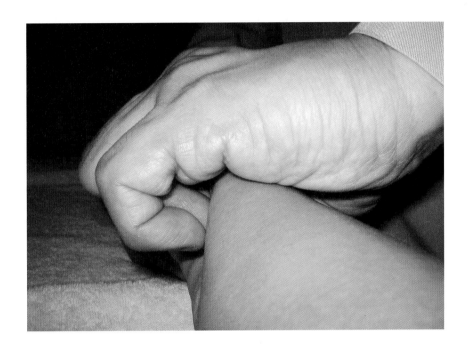

[21] 체질맥의 영상

세 손가락의 지복부를 스크린 삼아서 그려지는 맥의 영상(映像)을 확인한다.

[22] 좌우를 반복 확인

왼쪽과 오른쪽을 번갈아서 두세 차례 반복하여 확인한 후, 같은 위치와 같은 형태로 느껴지는 맥의 영상을 체질맥도와 대조하여 확인한다.

[6] 토음체질 감별법

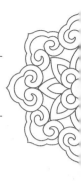

1. 토음체질에 몰두하는 이유

蝸牛
왜 이렇게 토음체질에 몰두하십니까?

迷道
지금 아무도 말하지 않기 때문입니다.[1]

　토음체질에 대한 관심은 2009년부터였습니다. 그 당시에 한 사람을 만났고 그를 치료하면서 토음체질에 대한 개념을 비로소 세우게 되었습니다. 그러면서 비슷한 시기에 토음체질을 세 명 더 찾게 되었습니다.

　네 사람 모두 이전에 다른 곳에서 전혀 다른 체질로 감별을 받고 치료를 받았던 경험이 있었습니다. 이 중 세 사람이 처음 만났던 8체질의사는 바로 권도원 선생이었습니다. 권도원 선생은 늘 정확하고 제가 틀렸다고 반론한다면 뭐 할 말은 없습니다. 하지만 이것은 대상이 토음체질이라는 것에 이 문제의 핵심이 있습니다.

　토음체질은 희소하다는 프레임에 갇혀서 눈앞의 토음체질을 보지 못한다면 큰 문제가 아닙니까? 반복하여 주장하지만 '토음체질은 전혀 희소하지 않습니다.' 창시자의 개념과 제 주장이 충돌하니까 저는 지난 수년간 계속 辱을 먹고 있습니다.

　주장만 하고 있다면 그건 그저 공허한 외침일 뿐입니다. 그래서 임상 현장에서 실제로 토음체질을 찾아낼 수 있는 체질맥진 방법을 제 나름대로 개발했습

---

[1] 1999년에 토음체질에 관한 선구적인 주장을 했던 이상길 원장은 현재는 8체질의학과는 다른 분야에 관심을 두고 있는 것 같습니다.

니다. 그리고 이 방법을 열심히 전파했고, 이것을 익힌 동료들이 토음체질을 많이 찾아내고 있습니다. 아울러 정확히 알지 못했던 자신의 체질이 토음체질임을 자각하게 된 분들도 많습니다.[2]

제가 2017년 2월 4일, 토요일 오전에 진료한 환자 수는 23명입니다. 이 중 토음체질 환자는 3명입니다. 모두 이전에 확진한 분들입니다. 세 명이니 비율로 보면 8분의 1입니다.

어떤 날은 토음체질 내원 비율이 1/8을 넘는 날도 있습니다. 전국적으로 희소한 토음체질이 교통이 편한 곳을 두고 이곳까지 일부러 찾아오고 있는 것은 아닐 텐데 말입니다.

---

2) 저희 임상8체질연구회(臨八研)의 회원이 모두 79명(2017년 2월 현재)인데 토음체질인 회원이 10명입니다. 전체적으로도 1/8이고, 수음체질인 회원이 1명인 것을 생각하면 많은 수입니다.

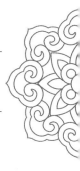

2. 토음체질 체질맥도

먼저 세 체질의 맥도를 비교해 봅니다.

체질	右				左			
	3	2	1		1	2	3	
Pan.		∩			∩			
Pul.		∩					∩	
Gas.		∩			⌣		⌣	

앞에서 말한 것처럼 토양체질의 체질맥도와 금양체질의 체질맥도를 합하니, 토음체질의 체질맥도가 되었습니다.

그런데 토음체질의 左手脈은 다른 체질의 맥도와 아주 다른 점이 있습니다. 체질맥이 1指에도 있고 3指에도 있다는 것입니다.

이것이 가능한 것인지에 관해서 의견이 분분합니다.

1.2.3指로 이루어지는 동일한 板에서 1지와 3지의 체질맥을 동시에 느낄 수 있다는 의견이 있습니다. 동시에 느낄 수 있다고 하는 분이 별도의 방법론을 갖고 있는지 듣지 못했고 그것을 자세히 확인해보지 않았습니다.

하지만 1.2.3指로 이루어진 板이 제대로 균형을 이루고 있는 상태라면, 1指와 3指에서 동시에 맥동이 나타나는 것은 물리적으로 불가능하다고 저는 생각합니다. 그래서 제가 개발한 방법론을 제시하는 것입니다.

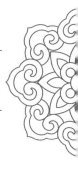

3. 토음체질 체질맥진 방법

1.2.3指로 한 판을 이루면서 균형을 유지하고 있는 상태에서, 가운데에 위치한 2指 부위에서는 아무 느낌도 없이 1지와 3지 부위에서 '동시'에 脈動을 느낀다는 것은 가능한 일이 아니라는 것이 제 방법의 전제입니다.

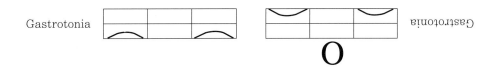

토음체질의 좌수맥은 보통은 깊은 곳에 있습니다. 그러므로 1.2.3指를 한板으로 하여 충분히 압박해야 합니다.

위의 오른쪽 그림처럼 아래에 둥근 통나무를 가운에 두고 그 위에 1.2.3指로 한 판을 이룬 널빤지를 얹은 것이, 양쪽이 어느 한쪽에도 치우치지 않고 균형을 잘 잡고 있다는 것을 먼저 상상해 봅시다.

그리고 江가에 가서 둥글고 납작한 돌을 들고, 물수제비를 뜨는 장면을 또 떠올려 보십시오. 물수제비를 위해 날리는 돌은 물속으로 가라앉지 않고, 물의 표면을 연속적으로 얇게 튕기면서 힘을 유지하는 동안에는 표면을 타고 계속 튕기면서 전진합니다.

토음체질의 맥도를 위아래로 뒤집으면 마치 물수제비 돌이 표면에서 물수제비를 뜬 것 같은 모양이 됩니다.

체질맥진을 위한 자세를 갖춘 상태에서, 토음체질의 左手 3지맥이 먼저 맥진자의 右手 3지에 옵니다. 첫 번째 물수제비입니다. 그런 후에 1.2.3지로 이룬 板의 균형을 아주 미세하게 허물어서 1指 쪽으로 집중을 하면 두 번째 수제비가 맥진자의 右手 1지에 옵니다. 이 판은 원통 위에 올라앉아 있으므로 아주 미세한 움직임이 가능합니다. 대상자의 左手 3지를 먼저 본 다음에 1지를 보는 것이 요령입니다. 그렇게 확인한 다음에는 3지를 보고 1지를 보고 다시 3지를 볼 수도 있습니다.

맥진자의 3지를 꾹 눌렀다가 다시 1지를 꾹 누르는 방식이 절대 아닙니다. 통나무 위에 얹은 널빤지라는 생각을 계속 유지해야 합니다.

4. 토음체질이 적다는 선입견

迷道

네 당연합니다. 아주 공고한 프레임입니다.

'토음체질은 희소하다.'는 명제가 다른 누구도 아닌 창시자의 言明이기 때문입니다.

토음체질은 금양체질과 토양체질 사이에 있고, 두 체질과 내장구조가 각각 서로 닮았습니다. 내장구조로만 보면 금양체질과 좀 더 닮았다고 할 수 있습니다. 그리고 체질맥은 내장구조의 반영이라고 했으므로 당연히 토음체질의 체질맥은 금양체질의 체질맥, 그리고 토양체질의 체질맥과 닮았습니다. 묘하게도 금양체질의 체질맥도와 토양체질의 체질맥도를 합하면 토음체질의 체질맥도가 됩니다.

'토음체질은 희소하다.' 이런 전제를 놓고 봅시다.

이러면 토음체질은 임상에서 잘 만나기 어려운 사람이 됩니다. 이것이 선입견이 되고, 또 토음체질의 체질맥은 금양체질 그리고 토양체질의 체질맥과 닮았으므로, 초진에서 토음체질을 토음체질로 감별할 수 있는 확률은 지극히 낮아지게 됩니다. 그리고 재진 이후에라도 제대로 잡을 가능성은 더 희박해집니다.

그러면서 위의 전제를 그대로 믿게 되는 것입니다. 권도원 선생을 칭송하면서.

5. 토음체질 찾아내기

蝸牛

토음체질을 다른 체질로 잘못 감별한다면 그 체질들 속에서 토음체질을 가려내야 한다는 것인데, 어떤 방법이 있습니까?

迷道

이것이 전부 저의 생각은 아니고 여러 자료를 종합해서 정리하고 저의 경험을 더해서 만든 것입니다.

제가 토음체질에 관심을 갖기 시작한 2009년에 만났던 토음체질은 네 명입니다. 이 가운데 세 명이 제게 오기 전에 금음체질로 감별을 받았었고, 나머지 한 명은 금양체질로 감별을 받은 경우였습니다.

[1] 금음체질 속에서 찾기

금음체질은 금양체질과 체질맥으로 구분하기가 참 어렵습니다. 금양체질만 본다면 환자의 우수 2지맥이 비교적 뚜렷합니다. 그런데 금음체질 右手脈은 1지인가 2지인가 애매한 경우가 많습니다. 그리고 맥의 선명도 면에서도 금음체질이 금양체질에 비해서 좀 희미합니다.

토음체질도 맥의 세기가 약하고 희미하기 때문에 토음체질을 금음체질로 보게 되는 것입니다. 이런 때는 토음체질의 左手 1지맥은 무시되는 것입니다.

특히 금음체질로 감별을 받은 후에 장기간 치료를 받으면서 치료 반응에서 좋고 나쁘고를 반복하고 있는 환자라면 토음체질을 의심하고 반드시 검증해 보아야 합니다.

초진이 아니라 기존에 금음체질로 보던 환자 중에서 토음체질이 의심된다면 右手의 맥진을 먼저 합니다. 右手에서 2지맥을 느끼는 데 주력하는 것입니다. 토음체질의 우수 2指脈은 아주 낮은 부위에 있고 弱합니다. 우수 2지맥이 확실히 나타난다면 우수의 맥진만으로 수양체질, 수음체질, 금음체질은 확실하게 제외되었는데, 이 방법은 평소에 금음체질로 치료하던 환자 중에서 토음체질을 가려내려는 목적이므로 일단 금음체질을 제외하는 1차 목적은 성취한 것입니다.

이 환자가 토음체질이 확실하다면 이 환자는 좌수 3지맥이 있기 때문에 금음체질로 잘못 보고 있었던 것입니다. 右手를 본 후에 左手로 가서 1.2.3指의 균형에 최대한 집중하면서 깊이 누른 후에 3指를 먼저 느낀 다음, 그 상태에서 1指를 아주 미세하게 든다는 기분으로 1지맥을 느껴봅니다. 1지맥이 있다면 다시 반대 방법으로 3指를 미세하게 들어봅니다. 양쪽 끝의 시소가 아주 미세하게 교대로 움직이듯이 해보면 3지와 1지에 맥이 있음을 확인할 수 있습니다.

만약 3지에 있던 맥이 힘 있게 1지로 치고 올라온다면 그건 토양체질입니다.

[2] 금양체질 속에서 찾기

토음체질은 금양체질과 내장구조와 체질맥이 비슷해서 금양체질 속에 숨은 경우가 많습니다.

체질맥이 아주 약한 금양체질은 오히려 左手 3지맥이 토음체질의 경우보다 선명하지 않은 경우도 있습니다.[3] 이런 상태의 금양체질과 토음체질을 脈相 만으로 감별하는 것은 매우 어렵습니다.

그래서 이런 때는 돼지고기 수육[4]을 여러 번 먹어보라고 권해보면 좋습니다. 토음체질을 금양체질로 보던 사람이라면 돼지고기 수육을 먹고 아주 좋다고 할 것이고, 금양체질이라면 불편함을 호소할 것입니다.

---

3) 아마도 보통은 건강상태가 아주 좋지 않은 경우일 것입니다.
4) 돼지고기를 삶을 때 비린내를 없애기 위해서 향신료나 다른 것을 넣기도 하는데, 감별을 위해 준비하는 경우에는 다른 첨가물을 넣지 않고 삶는 것이 좋습니다.

[3] 토양체질 속에서 찾기

토음체질을 토양체질로 잘못 보고 있는 경우라면, 아무래도 우수 2지맥의 세기가 토음체질이 토양체질에 비해 상대적으로 弱하기 때문에 우수 2지맥을 찾는다 하더라도 깊은 곳에 있고 힘이 별로 없다는 것을 느끼게 됩니다.

左手로 오면 토양체질의 1지맥은 반드시 솟구쳐 오르는 느낌으로 마치 1지 밖(手指末端 쪽으로)까지 뛰쳐나가려는 형국이 됩니다. 물론 토양체질의 1지맥이 그렇지 않은 경우에는 많이 헷갈릴 수 있습니다.

토음체질의 1지맥은 그저 힘이 없이 '툭' 엎어지는 듯한 느낌이므로 토양체질의 1지맥과는 구별할 수가 있습니다.

토양체질일 경우에 좌수 3指에서는 심장으로부터 오는 搏動이 눌려진 세 손가락에서 3指 體幹 쪽에 당도하고 있는 것이므로 그 힘이 셉니다. 토음체질의 左手 3지맥은 3指의 가운데로 힘없이 '톡' 솟아납니다.

[4] 목음체질과 수음체질 속에서 찾기

맥진자가 세 손가락의 균형이 제대로 잡히지 않은 경우라면 토음체질 맥을 목음체질 맥으로 볼 가능성도 많고, 또한 수음체질로 볼 수도 있습니다. 목음체질로 보는 경우는 양 손의 2.3指의 균형이 맞지 않는 경우이고, 수음체질로 보는 경우는 맥진에 익숙하지 않은 상태로 맥이 弱하다는 느낌 때문에 판단에 영향을 받은 것입니다.

수음체질로 본 경우에는 침 치료만 한다면 상당 기간 효과가 나타나서 자신의 실수를 알아차리지 못할 수도 있습니다. 체질침의 혈자리가 동일하고 迎隨만 반대이기 때문입니다.

맥진이 익숙하지 않아서 수음체질로 잘못 본 경우라면 돼지고기를 먹어보라고 하면 됩니다.

맥진을 할 때 손가락의 균형 문제로 목음체질로 보았다면 파인애플(포도, 바나나)을 먹어보라고 하면 되겠습니다.

그런데 음식의 반응이 예민하게 나오지 않는 경우도 있다는 것을 유념하시기 바랍니다.

[5] 목양체질 속에서 찾기

脈相이나 體形으로 보아도 토음체질을 목양체질로 보는 것은 어려운 일인데, 임상 보고서를 읽다가 보면 종종 보입니다.

이런 경우는 체질맥진의 수련이 좀 부족한 상태라고 보아도 좋을 것 같은데, 맥진을 하는 손가락이 양쪽 모두 2지에 과도하게 힘이 실리고 있는 상태입니다. 이 경우는 체질침의 혈자리가 유사해서 刺鍼을 통해 효과를 보일 수도 있으므로 자신이 잘못하고 있다는 認識을 못하는 경우입니다.

보통 목양체질의 체질맥은 맥의 세기에서 토음체질의 맥과 비교가 안 되고, 맥이 나오는 위치나 깊이도 크게 다릅니다.

이런 경우에는 새우찜이나 게찜 같은 해산물을 먹어보게 하거나, 잎 야채로 쌈을 먹어보게 하거나, 날 오이나 참외를 먹어보게 합니다. 그런데 소화력이 왕성한 목양체질이라면 이런 것들을 잘 먹고 별다른 소화장애 증상을 나타내지 않을 가능성이 많다는 것도 미리 염두에 두어야만 합니다.

[6] 수양체질 속에서 찾기

토음체질을 금음체질로 보듯이 수양체질로도 볼 수 있습니다. 일단 좌수 3지맥 때문에 그렇습니다. 그리고 수양체질의 일견 깐깐하고 까칠한 면이 토음체질이 가진 면모와 비슷합니다.

이런 경우는 맥진자가 가진 각 체질에 대한 개념이 선입견으로 오히려 방해요소가 된 것입니다.

토음체질은 비교적 솔직한 편으로 상대를 고려하지 않고 자신의 의견을 피력하는 편인데, 수양체질도 좀 익숙한 상대에게는 그런 태도를 보일 수가 있습니다.

이때는 금음체질 속에서 찾아낼 때와 같이 우수 2지맥을 먼저 발견함으로써 수양체질도 단번에 제외시킬 수가 있습니다.

수양체질은 돼지고기를 별 탈 없이 잘 먹는 사람도 많으므로 돼지고기로 반응을 살피는 것은 큰 의미가 없습니다.

권우준의 언급 중에 "매운 것을 먹고 토양체질은 살 수 있어도 토음체질은 못 산다"는 대목이 있는데, 이것은 아주 중요한 포인트입니다. 토음체질이 의심되는 환자에게는 반드시 매운 것에 대한 반응을 체크해야 합니다.

그리고 만성적인 소화불량을 가지고 있는 경우가 많은데, 이것은 비록 토음체질이 위장을 강하게 타고 났지만, 장기간 적절하지 못한 약물을 복용하였거나, 자신에게 맞지 않는 음식물을 오래도록 섭취했기 때문입니다.

[7] 체질맥진 훈련

1. 8체질의학 入門의 장벽

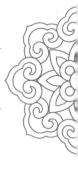

'8체질의학 공부는 체질맥진이 가장 중요한데 제대로 배울 곳도 없고, 체질맥진 익히기가 보통 어려운 것이 아니다. 괜히 입문했다가 헛고생하지 마라.'

한의계의 각종 커뮤니티에서 검색을 해보면 다수의 한의사들이 이런 사실에 공감하고 있는 것 같습니다.

한의과대학 학부 과정에서 8체질의학 특히 체질맥진에 관해서 접할 수 있는 기회가 거의 없습니다. 그러니 혹시 학부 시절에 관심이 있었다고 해도 혼자서 공부해야 하고, 졸업을 해서 한의사가 되었다고 해도 사정은 변하지 않습니다.

8체질의학을 가르치는 정규적인 과정이 없었기 때문입니다. 당연히 강의교재도 없었습니다. 그러니 누구라고 할 것도 없이 거의 독학 수준의 공부를 해야 했습니다. 임상에서 잘 하고 있는 선배[1]의 진료실을 찾아가서 참관이라도 할 수 있다면 그건 큰 행운을 잡은 것입니다.

거의 그렇게 배웠으니 후배에게 무엇을 가르쳐 주는 것도 좀 민망한 일이었습니다. 그래서 세밀하지 못하게 그렇게 대충대충 배웠던 것입니다. 이렇게 시

---

1) 그런데 그 선배가 진짜 8체질의학 실력자인지는 별개의 문제입니다.

작한 공부는 금방 바닥이 드러납니다. 도저히 발전이 안 됩니다. 환자를 잡지
는 못할지언정 도로 쫓아내게 됩니다.

이런 실정이니 정글과 같은 임상현장에서 누가 버틸 수 있겠습니까?

8체질의학에서 가장 중요한 도구인 체질맥진은 말로써 전수할 수 있는 것이
아닙니다. 오래도록 고민해보지 않았다면 더욱 그러합니다.

그래서 각종 단위에서 입문하는 초심자들이 체질맥진을 숙련하는데 필요한
시간이 너무 깁니다. 고민은 깊고 성과를 바로 얻지 못하니 버티기가 참 어렵
습니다. 그래서 8체질의학에다가 이것도 함께 하고 저것도 배워보다가 결국 공
부가 흐지부지 되어 버리고 마는 것입니다.

결국에는 체질맥진이 장벽이자 쫑입니다.

2. 균형

미국 프로야구 메이저리그(MLB)에서 뛰는 야구 선수는 야구를 직업으로 가진 사람들 중에서도 가장 뛰어난 기술과 높은 수준의 야구 센스를 가진 사람입니다. 야구선수라면 누구나 동경할 수밖에 없는 MLB에서 박찬호 선수는 동양인 최다승이라는 훌륭한 기록을 남겼습니다.

메이저리그에서 뛰는 선수라면 그의 일생에 있어서 거의 모든 시간을 야구를 위해 몰두[2]했을 것입니다. 하지만 이렇게 야구만을 위해 사는 선수도 언제나 늘 경기를 잘 하지는 못합니다. 어떤 날은 공이 잘 들어가지만 어떤 날은 엉뚱한 곳으로 빠지고, 어떤 날은 잘 맞지만 어떤 날은 계속 K를 먹습니다.

투수가 마운드에서 공을 던질 때 공은 마지막으로 그의 손끝에서 포수를 향해 날아가지만, 투수력이란 그의 손가락으로만 결정되는 것은 아닙니다. 마운드를 딛고 섰다가 차올리는 발과 발가락 끝으로부터 그리고 땅을 딛으면서 그의 몸 전체가 역동적으로 만들어내는 힘과 균형이 전부 공에 실려서 홈플레이트를 향해 날아가는 것입니다.

박찬호 선수는 메이저리그에서도 높은 수준의 투수였는데, 한 이닝에 동일

---

2) 위대한 선수인 스즈키 이치로의 삶은 거의 표본과 같습니다.

한 타자[3]에게 만루홈런을 연속으로 허용했던 뼈아픈 기록을 갖고 있기도 합니다. 상대 팀에게 점수를 많이 내주는 것이 온전히 투수만의 몫은 아닙니다. 하지만 야구는 투수의 투구로부터 연결되는 경기이므로 야구에서 투수의 역할은 아주 큽니다.

선수는 어릴 때부터 그것을 해왔고 자신이 배운 모든 기술과 지식들이 머리와 몸속에 녹아들어 있다고 믿습니다. 그리고 그것을 자신의 몸을 통해 표현하고 구현합니다. 하지만 잘 안 되는 날에는 자신도 모르게 조금씩 벗어나고 공의 위력이 떨어집니다.

저는 인간이 몸을 통해 표현하고 구현하는 모든 기술과 행동은 결국은 균형의 문제라고 생각합니다. 삶 자체가 균형이라고 할 수도 있습니다.

바꾸어 말하면 8체질의학의 체질맥진도 결국은 균형의 문제입니다. 환자의 몸보다는 자신의 몸이 먼저입니다. 그런 다음에 자신과 환자 사이의 균형으로 나아갑니다.

---

3) 페르난도 타티스

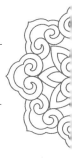

3. 선입견

蝸牛
체질맥진을 통해서 체질감별을 할 때, 감별을 방해하는 요소 중에서 무엇이 가장 문제입니까?

迷道
체질감별을 방해하는 요소 중에서는 선입견이라고 생각합니다.

체질맥진에서 가장 해결하기 어려운 것이 선입견이라고 생각합니다.

선입견이란 환자에게 체질맥진을 실제로 시행하기 전에 갖게 되는 환자의 체질에 대한 인상과 인식입니다. 그러니까 진료실에 들어선 환자를 보고 또 문진을 통해 대화를 주고받으면서 얻게 된 정보가, 의도적이든 혹은 나도 모르게 이 사람은 어떤 체질일 거라는 짐작을 미리 갖게 만드는 것입니다.

선입견은 8체질의학 지식과 경험의 다소와 깊이에 따라 다양하게 나타납니다. 高手라고 선입견에서 자유로운 것은 아닙니다. 선입견을 없애라는 선배의 충고는 선입견에서 벗어나기 어렵다는 자백과도 같습니다.

이런 인식이 체질맥진과 잘 결합되어 적절한 판단으로 이어진다면 아무런 문제가 없습니다. 하지만 이것이 선입견이 되어 체질맥진의 실제를 지배하게 된다면 그것은 바로 체질감별 오류로 나타나게 됩니다.

체질의학에서는 체질감별이 안 되면 치료를 시작하지 못합니다. 잘못된 체질감별은 치료를 망치는 길입니다.

4. 독학할 수 있나요

蝸牛

체질맥진을 자료나 책을 통해서 독학할 수는 없을까요?

迷道

　체질맥진은 독학할 수 없습니다.

　　세상의 모든 기술이 그렇듯이 체질맥진은 이론을 안다고 실제로 그렇게 되지 않습니다.

　　체질맥진을 배울 때, 맥진 강의에 참석하거나 다른 사람이 맥진하는 현장에서 참관하는 방법이 있습니다.

　　그렇게 다른 사람의 외형적인 자세를 흉내 내는 것으로 보통 시작하게 됩니다.

　　만약에 맥진하는 자세를 보고 지도하고 바로잡고 고쳐 줄 선생님이 있다면 좀 더 쉽게 발전할 수 있습니다.

5. 손가락의 감각이 둔해도

손가락 끝에 힘이 집중되는 험한 일을 해서 손가락에서 맥을 느끼는 부분에 굳은살이 많이 박였다든지 해서 감각이 무뎌진 경우라면 아무래도 쉽지는 않겠습니다. 그래도 반복해서 열심히 노력하면 불가능하지는 않다고 생각합니다.

항상 손끝의 감각이 민감하도록 유지하는 것이 중요하므로, 기타 연주 같이 손가락으로 압력을 주어야 하는 악기는 즐기지 않는 것이 좋습니다.

6. 체질맥진을 익힐 때 삼가야 할 운동

蝸牛

체질맥진을 할 때 사용하는 근육은 평소에는 잘 사용하지 않는 근육인데요. 혹시 주의해야 할 운동이 있을까요?

迷道

가령 클라이밍 같은 운동이라면 그렇습니다.

　요즘은 실내 암벽등반이 대중에게 친숙해지고 있는 것 같습니다. 그런데 클라이밍은 거의 손가락 마디를 구부려 잡는 힘에 집중하는 운동입니다. 제가 진행했던 '의료인을 위한 체질학교'에 와서 강의를 들었던 한의사 중에서 클라이밍에 아주 몰두하던 후배가 있었습니다. 저는 그 사람의 손가락 마디를 처음에 보고 그가 체질맥진을 익히지 못하리라고 혼자 속으로 裁斷했었습니다. 하지만 4개월이 지나 終講이 가까워질 무렵에는 거의 체질맥진에 적응한 손이 되었습니다. 그래서 그 후배에게 먼저 제가 단정했던 바를 고백하고 사과를 했습니다. 그리고 아주 많이 칭찬하고 격려했던 기억이 있습니다.

　맥진을 하는데 사용되는 손의 근육은 일반적인 다른 운동을 할 때 사용되는 근육과는 많이 다르기 때문에 운동을 할 때는 이 점을 고려해야 합니다.

　체질맥진을 하는 손의 근육들이 어느 정도 자리를 잡고 힘이 생겨서 자세가 안정되면 운동 같은 외부적인 요인에 의해서 영향을 받는 일은 별로 없습니다. 혹여 일시적으로 자세가 흐트러지더라도 금방 회복할 수 있습니다. 그러므로 자신의 맥진이 아직 서툰 상태라고 생각한다면 손 근육을 많이 사용하는 운동은 되도록 삼가는 것이 좋겠습니다.

7. 스스로 체질맥진 하기

蝸牛

자기가 스스로 체질맥진을 할 수 있습니까?

迷道

불가능하지는 않습니다만 쉽지는 않습니다.

자기의 체질을 미리 알고 있는 상태라면 그 체질맥을 만들어 냅니다.

이때 자신을 스스로 객관화시키는 것은 아주 어렵습니다.

자기 체질을 모르는 채로 체질맥진을 통해 체질을 알아내는 것은 쉽지 않습니다.

하지만 불가능하다고 단정할 수는 없습니다.

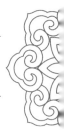

8. 다양한 손목의 환경

蝸牛

8체질의학에 입문하여 체질맥진을 배울 수 있었습니다. 그런데 임상에서 배운 것을 실행하려니 너무 난감합니다. 손목의 환경이 아주 다양합니다.

迷道

물론 그렇습니다. 하지만 그런 환경에 제대로 적응할 수 있도록 입문단계에서 꼭 필요한 것을 가르쳐 드리는 것입니다.

손목의 굵기, 근육 양의 정도, 살집, 힘줄의 탄성, 피부의 탄력 등 요골동맥의 주변 상황은 천차만별입니다. 그리고 혈압 조건도 다르고 신체 컨디션도 제각각 다릅니다. 그래서 환자마다 맥이 나오는 깊이가 다르고 위치가 다릅니다.

또 맥을 잡는 당사자의 손의 근육 상태도 각각 다르며, 손가락의 굵기와 넓이, 길이도 다릅니다.

이런 다양한 조건이 서로 상충되지 않고 조화를 이루어 정확한 맥진이 이루어지도록 끊임없이 노력하고 연습을 해야 합니다. 먼저 올바른 손을 만들고 계속해서 훈련하다가 보면 자신만의 맥진 개념을 세울 수 있습니다. 이렇게 내 몸의 조건을 먼저 완성합니다.

그런 후에 다양한 환경에 대응할 때는 그때그때 손목의 상황에 맞게 나의 손을 맞추어야 합니다. 의식적으로 맞추는 것이 아니라, 환자의 손목을 잡는 순간 그 손목의 환경에 맞게 무의식적으로 손이 세팅되도록 해야 합니다.

그것을 제가 가진 개념에 따라서 일일이 가르쳐드릴 수는 없는 일입니다. 그것은 저의 손에만 해당되는 것일 수 있기 때문입니다.

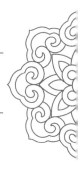

9. 背屈 훈련

蝸牛

체질맥진을 배울 때 초심자에게는 손가락을 배굴시키는 것이 가장 어려운 과제인 것 같습니다.

배굴을 빨리 익힐 수 있는 좋은 방법이 있겠는지요?

迷道

　제가 혼자서 연습하던 방법을 소개합니다.

　이 방법은 제가 2001년 봄에 혼자 개발한 체질맥진 연습방법입니다. 사진 세 장을 보여드리겠습니다. 사진에 보이는 손은 제 손입니다.

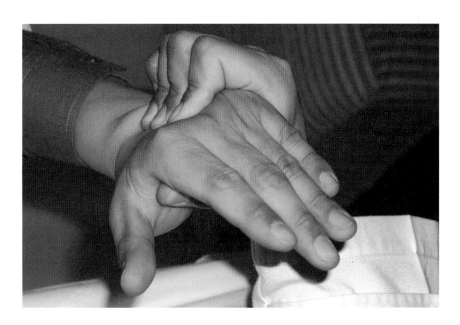

연습하는 방법은 엄지는 손바닥 쪽에 두고 나머지 손가락을 손등에 두고서 실제로 체질맥을 잡는 자세를 연습하는 것입니다. 양 손을 바꾸어 가면서 할 수 있습니다.

첫 사진을 보면 손가락이 등 쪽으로 활처럼 휜 것을 볼 수 있습니다. 실제 손목의 맥진에서는 이렇게 확연하게 배굴하는 것은 힘듭니다. 하지만 배굴하는 힘을 기르려면 좀 과도하게 휘도록 해보는 것이 좋습니다.

이 연습법은 背屈을 익히는 것이 첫째 목적입니다. 그리고 세 손가락 끝의 정렬, 힘을 주어 腱을 당겨오기, 새끼손가락의 처리, 배굴하여 누르는 힘 기르기, 1指 末節의 힘을 주는 방향도 함께 익힐 수 있습니다.

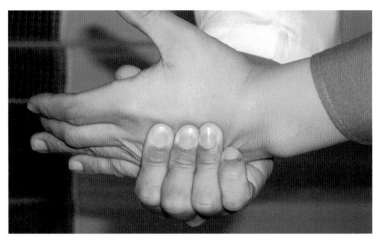

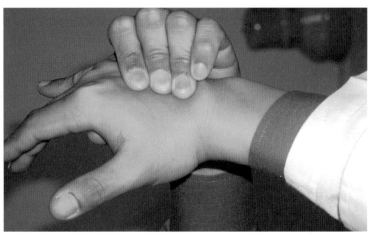

10. 맥을 잡혀보는 것

蝸牛

체질맥진을 익히는 여러 가지 훈련법이 있을 텐데요.
특별히 추천해주고 싶은 것이 있습니까?

迷道

다른 사람에게 자신의 맥을 잡혀 보는 것을 권하고 싶습니다.

내 맥을 잡는 사람의 체질맥진 실력은 관계없습니다.

다른 사람에게 내 손목(脈)을 맡기면, 잘 못하는 사람은 못 하는 대로 잘 잡는 사람은 잘 하는 만큼 느끼고 배우는 점이 있습니다.

체질맥진이 제대로 되면 순간적으로 손목을 제압당하는 기분이 듭니다. 압박감이 있지만 아프지는 않습니다. 그리고 맥진을 하고 있는 사람의 자세가 아주 자연스럽고 절로 나 자신도 편안하게 됩니다.

내가 가진 체질맥진의 개념이 좀 더 발전하는 단계가 오면, 상대방이 내 체질맥을 감지하는 순간을 알 수 있게 됩니다. 바꾸어 말하면 상대방이 내 체질맥을 잘 잡았는지 못 잡았는지 판단할 수 있게 됩니다. 왜냐하면 체질맥이 나오는 포인트는 일정하기 때문입니다.

체질맥진을 할 때 잡히는 손목의 어느 부위든지 통증이 생긴다면 그것은 체질맥진을 하는 손의 어떤 부위든지 자세가 잘못된 것입니다.

11. 손이 만들어지는 과정

蝸牛

입문 초기에는 金체질[4]과 水체질[5] 脈이 많이 잡힙니다. 저만 그런가요?

迷道

초심자들이 일반적으로 겪는 과정이 있습니다.

체질맥진을 시행하는 1.2.3指는 하나의 板으로 작용해야 합니다. 하지만 이것은 말로는 쉽지만 그렇게 호락호락한 것이 아닙니다.

평소 손가락의 힘은 상대적으로 3指인 藥指가 제일 약합니다. 그런데 1.2.3 지를 한 판으로 유지하라고 하니까 무의식적으로 3지 쪽으로 힘이 쏠리게 됩니다. 그렇게 되면 자연스럽게 체질맥이 3지에 있는 교감신경긴장체질인 금체질과 수체질로 볼 수밖에 없습니다.

그러다가 힘의 균형이 1지로 몰리는 시기가 옵니다. 그런 때에는 토양체질이 많이 보이게 됩니다.

다음으로 1.2.3지의 板이 좀 유지되면서 손가락에 힘이 생기는 단계가 되면 목체질로 많이 잡게 됩니다. 목양체질이 내원 환자의 8, 9십 퍼센트가 되기도 합니다.

이런 과정을 계속 반복하게 됩니다. 그러면서 자신의 손이 만들어지고 서서히 힘의 균형을 잡게 됩니다.

---

4) 금양체질, 금음체질
5) 수양체질, 수음체질

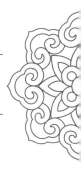

12. 체질맥진 초심자가 겪는 어려운 문제

蝸牛

꽤 오랜 기간 동안 체질맥진 강의를 하였다고 들었습니다.
입문 초기의 초심자가 겪는 맥진 자세의 어려움은 무엇입니까?

迷道

체질맥진 강의를 하면서 사진을 찍거나 동영상을 촬영하여 지도했습니다.

자신의 손을 만들려면 아주 오래도록 노력하고 훈련해야 합니다. 그런데 입문 강의에서 권장하는 자세를 빨리 익힐수록 그 기간은 단축됩니다.

입문 초기에 자세를 제대로 배우지 못한 채 3년여를 흘려보내고, 2001년 초에 권장자세를 알게 되어 그것을 익히느라 아주 고생했던 저의 경험에서 나온 결론입니다. 그리고 그동안 맥진 지도를 하면서 제가 보아온 것도 동일합니다.

체질맥진 초심자들은 보통 다음 페이지의 표와 같은 문제점들을 보입니다. 그러니 이것을 유념해서 노력한다면 초심 탈출이 좀 더 쉬워질 것입니다.

손가락	엄지의 위치
	1.2.3지의 균형
	1.2.3지 끝의 정렬
	새끼손가락의 처리
	배굴
누르는 힘	누르는 압력
	힘을 주는 방법
	힘을 주는 방향
	힘의 균형은 1지 위주로
	2.3지로 강하게 누름
	2단으로 누르지 않기
	손가락 끝으로 힘주기
	손끝으로 긁듯이 당김
	실제로 환자의 손목에 남는 압흔을 확인
자세	3지 아래 공간의 확보
	손목을 굽히지 않기
	맥진하는 모든 과정을 내 몸의 중심에서 처리하기
	과도하게 몸을 긴장하지 않기
	고개를 숙여서 맥진하는 손을 쳐다보지 않기

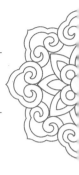

13. 체질맥진 완성도 확인법

蝸牛

개인 말고 단체로 체질맥진을 훈련할 수 있는 방법이 있나요?

迷道

이것은 훈련법이라기보다는 개인의 체질맥진 완성도를 확인해볼 수 있는 방법입니다.

이 방법은 알기 쉽게 안대맥진 실습이라고 부르겠습니다.

준비물			
안대 전체인원수	맥진베드 4대	보조 테이블 2대	필기구 2개

[1] 인원 지정 및 임무

① 맥진모델 : 8명

맥진 모델은 체질이 확정된 사람으로 각 체질 당 1명씩이면 아주 좋다. 하지만 체질이 확정되지 않은 경우도 모델로 가능하다.

② 보조안내자 : 4명

맥진을 시행하는 사람은 안대를 착용하고 있으므로, 맥진자를 모델이 있는 베드의 좌우측으로 인도하는 임무를 맡는다. 맥진자가 맥진을 마치면 맥진의 결과를 맥진자의 표시에 따라 맥진결과표에 기재한다.

보조안내자 4명은 맥진모델이 한 번씩 교대로 맡는다.

③ 맥진시행자 : 전체 인원

맥진모델이 임무를 바꾸어서 맥진 시행자가 될 수도 있다.

④ 총괄지시자 : 1명

이 실습의 모든 진행 상황을 숙지하고 진행을 총괄한다.

[2] 준비

① 맥진모델은 맥진베드가 준비되어 있는 방에 우선 네 명이 각각 눕는다. 나머지 네 명은 보조안내자가 된다. 맥진시행자는 맥진베드가 있는 방의 상황을 알 수 없도록 별도의 공간에서 대기한다.

② 보조안내자 중 한 명은 맥진베드가 있는 방의 입구에서, 다른 두 명은 베드 사이에서 대기하고, 마지막 한 명은 기록을 맡는다.

③ 총괄지시자는 방의 입구에서 방 안과 밖의 상황을 관찰하면서 진행을 총괄한다.

④ 맥진시행자는 자신의 안대를 준비하고, 맥진을 시행하는 방 밖에서 차례로 대기한다.

[3] 진행 방법

① 총괄지시자의 신호에 따라 시작한다.

② 총괄지시자는 방 밖에 4명을 한 팀으로 하여 대기시킨다. 맥진시행자는 방 밖에서 미리 안대를 쓰고 보조안내자의 도움을 받아 방 안으로 입장한다.

③ 4명이 맥진을 시행하는 제한시간은 사전에 정해 두며, 총괄지시자는 제한시간을 알리고 방 안의 맥진시행팀과 방 밖에 대기하는 팀을 교대시킨다.

④ 방 밖의 맥진시행자들이 네 명의 맥진을 모두 완료하면, 방 안에서 보조안내자 임부를 맡았던 팀이 맥진모델로 임무를 교대한다.

⑤ 다시 위와 같은 방법으로 나머지 4명의 맥진을 진행한다.

⑥ 총괄지시자는 맥진 결과 기록지를 정리한다.

⑦ 총괄지시자는 맥진시행자 중에서 새로 맥진모델 8명을 정하여, 위와 같은

방법으로 처음에 맥진모델 임무를 맡았던 팀들(8명)도 실습을 진행할 수 있다.

⑧ 맥진시행자는 모델 한 사람씩 맥진을 마치면, 안대를 쓴 채로 손가락을 이용하여 보조안내자에게 자신이 감별한 모델의 체질을 알린다. 보조안내자는 그 신호를 받아서 결과표에 기록한다.

Pul.	Col.	Pan.	Gas.	Hep.	Cho.	Ren.	Ves.
7	8	5	6	1	2	9	0

14. 맥진모델을 통한 맥진실습 결과표 분석

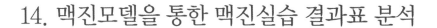

蝸牛

맥진모델을 통해서 맥진실습을 시행한 결과표가 있으면 좀 보여주십시오.

迷道

네, 아래 표는 2016년 6월 19일에 시행한 결과입니다.

맥진자	모델					
	전○○	이○○	김○○	김○○	임○○	한○○
	Cho.	Pul.	Gas.	Ren.	Hep.	Gas.
1	Cho.	Pul.	Gas.	Ren.	Hep.	Pan.
2	Hep.	Pul.	Gas.	Ren.	Hep.	Gas.
3	Cho.	Pul.	Pul.	Pul.	Hep.	Col.
4	Cho.	Pul.	Gas.	Ren.	Pul.	Gas.
5	Cho.	Pul.	Gas.	Ves.	Cho.	Gas.
6	Cho.	Gas.	Gas.	Ren.	Hep.	Gas.
7	Cho.	Pul.	Pul.	Ren.	Hep.	Pan.
8	Hep.	Pul.	Gas.	Col.	Hep.	Cho.
9	Cho.	Pul.	Col.		Hep.	Hep.
10	Hep.	Pul.	Pul.	Ves.	Hep.	
11	Pul.	Pan.	Gas.	Pul.	Hep.	
12	Cho.	Pan.		Ren.	Cho.	Hep.
13	Cho.	Pul.		Ren.	Hep.	Gas.

다만 이때의 맥진실습은 맥진자가 안대를 착용하지 않고, 모델이 누구인지 알고 있는 상태에서 시행한 것입니다. 그러니 평소에 맥진자가 맥진모델의 체질을 알고 있는 경우도 많았다는 것을 염두에 두시기 바랍니다.

맥진자들의 맥진 결과로 보면 모델 이OO(Pul.), 김OO(Ren.), 임OO(Hep.)의 체질맥은 비교적 선명하게 표출되고 있는 상태입니다. 그러니 이 분들은 체질맥진을 익히는 초심자들을 위해서는 안성맞춤인 모델이라고 할 수 있습니다.

토음체질 모델 두 분 중에서는 김OO의 체질맥이 좀 더 선명한 것 같습니다. 11명이 모두 고정맥으로 보았습니다.

맥진자 1.2.4.6.13은 잘 했습니다. 4의 실수는 집중력이 떨어졌던 것 같습니다.

3.7의 경우는 토음체질 체질맥에 대한 개념이 아직 부족합니다.

맥진자 5의 경우는 2지의 힘이 좀 과하게 들어갔습니다.

맥진자 8은 잘 하는데, 맥진을 할 때마다 1.2.3지의 균형을 고르게 유지하는 데 애를 먹고 있는 상태입니다.

15. 맥진모델의 체질감별 실습결과표 분석_1

蝸牛

체질을 모르는 맥진모델의 감별 실습을 시행한 결과표가 있으면 좀 보여주십시오.

迷道

네, 아래 표는 2016년 6월 19일에 시행한 결과입니다.

맥진자	모델			
	윤OO	왕OO	강OO	송OO
1	Pan.	Hep.	Pul.	Pul.
2	Pul.	Pan.	Gas.	Cho.
3	Hep.	Pan.	Pan.	Pan.
4	Col.	Pan.	Gas.	Pul.
5	Col.	Hep.	Pan.	Col.
6	Pul.	Pan.	Gas.	Cho.
7	Pul.	Hep.	Gas.	Pul.
8	Hep.	Gas.	Pul.	
9	Pul.	Pan.	Cho.	
10	Gas.	Col.	Pul.	
11	Cho.	Hep.	Gas.	
12		Pan.	Pul.	Pan.
13	Pan.	Pan.	Pan.	
14	Pan.	Hep.	Hep.	

이때의 맥진 실습은 맥진자가 안대를 착용하지 않고, 모델을 볼 수 있는 상태에서 시행한 것입니다. 다만 맥진자는 모델의 체질을 알지 못하고 있습니다.

모델 왕OO은 목양체질(Hep.)입니다. 이 맥진 결과를 보아도 목양체질과 토양체질을 맥진으로 구분하는 것이 어렵다는 것이 여실히 드러납니다. 물론 14명의 맥진자 중 다수는 8체질의학 입문이 얼마 안 된 초심자들입니다.

모델 송OO은 금양체질(Pul.)입니다. 아홉 명의 맥진이 모두 나름대로 의미가 있습니다. 이 분을 토양체질로 잡은 3과 12보다는 목음체질로 잡은 2와 6이 맥진실력이 좀 더 낫습니다.

모델 강OO은 현재 토양체질(Pan.)로 추정하고 있고 아직 체질을 확정하지 못했습니다. 이 분의 체질맥은 잡기가 아주 어렵습니다.

모델 윤OO은 토양체질(Pan.)로 보이는데 체구가 작은 여성으로 체질맥 자체의 세기가 약합니다. 그래서 맥진자들이 이분의 左手 1지맥을 명확하게 포착하지 못했습니다.

16. 맥진모델의 체질감별 실습결과표 분석_2

蝸牛

맥진시행자가 좀 더 많은 실습표가 있을까요?

迷道

네, 아래 표는 2016년 3월 20일에 시행한 결과입니다.

이때의 맥진 실습은 맥진자가 안대를 착용하지 않고, 모델을 볼 수 있는 상태에서 시행한 것입니다. 다만 맥진자는 모델의 체질을 알지 못하고 있습니다.

모델 장OO은 8체질 임상을 오래한 분입니다. 스스로는 토양체질(Pan.)이라고 합니다. 하지만 저는 이에 동의하지 않습니다. 맥진자 21명 중 좌수 3指맥을 잡은 경우가 아홉 명입니다. 그리고 좌우수 2지맥을 통해서 목음체질로 본 경우도 세 명이 있습니다. 목음체질의 체질맥은 2지에서 3지로 이동하기 때문에 이것도 3지의 영역에서 다뤄질 수 있습니다. 그러면 모두 12명이 되어 전체에서 반이 좀 넘습니다. 이와 같은 이유로 저는 장OO은 토음체질(Gas.)이라고 생각합니다. 그리고 저는 그렇게 잡았습니다. 17번 맥진자가 접니다.

맥진자	모델			
	이OO	한OO	장OO	선OO
1	Gas.	Gas.	Pan.	Hep.
2	Pul.	Cho.	Cho.	Hep.
3	Cho.	Cho.	Ves.	Col.
4	Pan.	Pul.	Pan.	Hep.
5	Pul.	Ves.	Pan.	Hep.
6	Pan.	Ren.	Pan.	Hep.
7	Pul.	Pul.	Hep.	Hep.
8	Cho.	Pul.	Pul.	Pan.
9	Gas.	Pul.	Pan.	Hep.
10	Cho.	Pul.	Ves.	Hep.
11	Gas.	Pul.	Cho.	Pan.
12	Pul.	Ren.	Cho.	Hep.
13	Cho.	Ren.	Col.	Hep.
14	Gas.	Ren.	Ren.	Gas.
15	Gas.	Gas.	Ren.	Cho.
16	Hep.	Cho.	Hep.	Col.
17	Pan.	Pul.	Gas.	Hep.
18	Pan.	Pul.	Pan.	Pan.
19	Ren.	Ves.	Pul.	Hep.
20	Pan.	Hep.	Pan.	Hep.
21	Ren.	Ren.	Col.	Hep.

모델 선OO은 저와 대학 동기입니다. 학교를 6년 동안 같이 다녔기 때문에 어떤 성품을 지녔는지도 잘 압니다. 그리고 이 사람은 체격이 퉁퉁하지 않고 비교적 호리호리한 편입니다. 대학시절 과대표도 몇 번 했을 정도로 앞에 나서기를 좋아합니다.[6] 맥진을 한 당일에는 거의 10년 정도 만에 얼굴을 본 것이었

6) 이것이 바로 선입견입니다.

습니다. 그리고 맥진을 하고 매우 놀랐습니다. 잘못 보았나 싶어서 반복해서 잡았지만 선명하게 같은 체질맥이 계속 나왔습니다. 목양체질(Hep.)이었습니다. 21명 중에서 14명이 목양체질로 잡았으니 이 사람의 맥이 어렵지는 않았던 것 같습니다, 그 날 모임에 참가한 소감을 물었더니 그렇게 많은 사람이 자신을 목양체질로 본 것이 놀랍다고 했습니다.

모델 한OO의 경우에 다른 맥진자는 左 3지 근방에서 좌맥을 보았는데, 20번 맥진자는 2지맥으로 잡았습니다. 이건 이 사람의 맥진이 1.2지 쪽으로 치우친다는 의미입니다. 장OO을 토양체질로 본 것이 증거입니다.

모델 한OO은 금양체질입니다. 그러므로 5.6.12.13.14.19.21번 맥진자는 왼손 맥진 자세가 3지쪽으로 치우친다는 의미입니다.

모델 이OO은 체질맥이 어렵습니다. 토양체질로 추정하고 있지만 목음체질이나 토음체질도 고려해야 합니다. 많은 맥진자가 좌수 3지맥을 느꼈다면 토음체질이 유력할 수도 있습니다.

3번 맥진자는 초심 단계를 아직 벗어나지 못한 상태로 보입니다. 좌우 모두 손의 균형이 2.3지 쪽으로 쏠려 있습니다.

19번과 21번 맥진자는 아직 체질맥을 잡는 개념이 많이 부족합니다. 두 사람 모두 선OO을 목양체질(Hep.)로 본 것은 그만큼 이 모델의 체질맥이 잡기 쉽다는 뜻입니다.

이와 같이 제가 분석했듯이 맥진 실습에 참석했던 당사자가 스스로 실습결과표를 보고 자기가 행한 맥진을 점검하고 잘못된 부분을 보정할 수 있다면 좋을 것입니다. 사실 실습결과표를 정리하고 그것을 함께 나누는 것은 그런 목적을 담고 있습니다.

초심자인 시절부터 그런 습관을 들여야 합니다. 자신의 오류를 스스로 수정할 수 있어야 진정한 진보이고 발전입니다.

제가 언급하지 않은 맥진자의 결과는 독자들께서 한번 분석해 보시기 바랍니다.

17. 맥진 오류 보정법

[체질감별 실습결과표 분석 2]에서 자료를 가져와서 살펴보겠습니다.

[1] 맥진자 2

맥진자	모델			
	이OO	한OO	장OO	선OO
	Pan.	Pul.	Gas.	Hep.
2	Pul.	Cho.	Cho.	Hep.

이 사람은 오른손과 왼손 맥진 모두 2지로 힘이 많이 가고 있습니다. 토음체질의 좌수 3지맥은 2지로 느껴지지가 않습니다. 모델 장OO을 볼 때는 맥진자가 2지 쪽을 과하게 누르면서 상대적으로 3지는 힘이 빠지게 된 것 같습니다.

[2] 맥진자 3

맥진자	모델			
	이OO	한OO	장OO	선OO
	Pan.	Pul.	Gas.	Hep.
3	Cho.	Cho.	Ves.	Col.

이 사람은 오른손과 왼손 맥진 모두 2.3지로 힘이 많이 가고 있습니다. 자신의 오른손은 3지로 더 가고, 왼손은 2지로 많이 갑니다. 그리고 목음체질 맥이 2지에서 3지로 역행한다는 개념을 아직 모르고 있습니다.

[3] 맥진자 7

맥진자	모델			
	이OO	한OO	장OO	선OO
	Pan.	Pul.	Gas.	Hep.
7	Pul.	Pul.	Hep.	Hep.

이 사람은 초심자 상태는 벗어났습니다. 자신의 왼손 맥진은 잘 되고 있습니다. 하지만 아직 개개인의 손목 환경에 적응하는 능력이 좀 부족한 것 같습니다.

[4] 맥진자 5. 6.

맥진자	모델			
	이OO	한OO	장OO	선OO
	Pan.	Pul.	Gas.	Hep.
5	Pul.	Ves.	Pan.	Hep.
6	Pan.	Ren.	Pan.	Hep.

이 두 사람은 자신의 왼손 맥진이 3지 쪽으로 기울었습니다.

[5] 맥진자 8

맥진자	모델			
	이OO	한OO	장OO	선OO
	Pan.	Pul.	Gas.	Hep.
8	Cho.	Pul.	Pul.	Pan.

이 사람의 손은 어느 정도 체질맥진에 익숙해졌습니다. 그런데 개인의 다양한 손목환경에 쉽게 적응하지 못하고 있습니다. 아마도 임상에서 체질맥진을 적극적으로 적용하지 못하고 있는 것 같습니다.

[6] 맥진자 9

맥진자	모델			
	이OO	한OO	장OO	선OO
	Pan.	Pul.	Gas.	Hep.
9	Gas.	Pul.	Pan.	Hep.

이 사람은 어느 정도 체질맥진 실력을 갖추었습니다.

[7] 맥진자 10

맥진자	모델			
	이OO	한OO	장OO	선OO
	Pan.	Pul.	Gas.	Hep.
10	Cho.	Pul.	Ves.	Hep.

이 사람은 오른손과 왼손 맥진 모두 2.3지로 힘이 많이 가고 있습니다. 그러면서 2지에 좀 더 힘이 실리는 것 같습니다.

[8] 맥진자 11

맥진자	모델			
	이OO	한OO	장OO	선OO
	Pan.	Pul.	Gas.	Hep.
11	Gas.	Pul.	Cho.	Pan.

이 사람은 자신의 오른손 맥진 때 1지에 너무 과하게 집중되고 있습니다.

[8] 체질감별 요점

1. 금양체질과 토음체질의 감별
2. 토양체질과 토음체질의 감별
3. 금양체질과 금음체질의 감별
4. 목양체질과 목음체질의 감별
5. 수양체질과 수음체질의 감별
6. 금양체질과 목음체질의 감별
7. 목음체질과 수음체질의 감별
8. 금양체질과 토양체질의 감별
9. 목양체질과 토양체질의 감별
10. 금양체질과 목양체질의 감별
11. 토양체질과 목음체질의 감별
12. 토양체질과 금음체질의 감별
13. 금양체질과 수음체질의 감별
14. 금음체질과 수양체질의 감별
15. 목양체질과 수음체질의 감별

1. 금양체질과 토음체질의 감별

蝸牛

임상에서 금양체질을 잘 만날 수 있습니까? 그리고 토음체질이 금양체질 속에 숨어 있다고 하는데 그건 무슨 뜻입니까?

두 체질을 감별하기가 어렵습니까?

迷道

어떤 특정한 체질이 희소하다는 말은 판타지라고 생각합니다.

이런 인식은 강력한 선입견이 됩니다.

東武 이제마 선생은 태양인[1]이 희소하다고 했고, 東湖 권도원 선생은 토음체질이 희소하다고 했습니다. 이 두 선생의 말이 정확하다면 우리들은 진료 평생 이 두 체질의 체질맥에 익숙해질 수가 없을 것입니다.

하지만 진료실에서 하루에도 몇 명씩 이 두 체질을 만나고 있다면 그건 어떤 이유일까요? 모든 태양인과 토음체질이 내게만 찾아오고 있는 것일까요?

---

1) 태양인을 8체질로 분류하면 금양체질과 금음체질입니다.

맥도 비교

체질	右				左			
	3	2	1		1	2	3	
Pul.								
Gas.								

右手에서는 두 체질을 구별할 수 없습니다.

그런데 금양체질을 토음체질로 감별하지는 않습니다. 그리고 左手 3指의 맥만으로 두 체질을 구분하기도 또 곤란합니다.

그리고 두 체질을 잘못 감별하여 치료를 해도 낮은 단계의 처방에서는 부작용이 나지도 않습니다. 치료혈을 공유하기 때문입니다.

토음체질인데 금양체질로 잘못 감별한 경우라면 당연히 左手 1指脈를 꼭 찾아내야 합니다. 하지만 금양체질로 이미 감별했고 치료효과도 있다면 치료자는 토음체질을 떠올리지 않을 것입니다.

토음체질 맥진법을 알지 못한다면 금양체질 속에 숨은 토음체질을 영영 찾지 못합니다.

2. 토양체질과 토음체질의 감별

蝸牛

금양체질 속에 토음체질이 숨어 있다면, 토음체질과 유사한 다른 체질인 토양체질 속에도 숨어 있을 텐데요?
감별법과 요점은 무엇입니까?

迷道

네 토음체질은 토양체질과 금양체질 사이에 끼어 있습니다.

右手 2지맥만으로는 두 체질을 감별하기가 어렵습니다. 토음체질도 우수 2지맥의 세기가 약하지 않은 경우가 많습니다. 토음체질의 左手 脈을 염두에 두고 右手 脈도 약할 거라는 선입견을 가지면 안 됩니다.

맥도 비교

체질	右				左			
	3	2	1		1	2	3	
Pan.								
Gas.								

그러니 이 두 체질은 당연히 左手에서 감별해내야 합니다. 아무래도 토음체질의 좌수 맥이 3지와 1지에 있으므로 토음체질을 초진에서 토음체질로 감별하기는 참 어렵습니다. 보통은 금양체질이나 토양체질로 봅니다.

그래서 토음체질이 금양체질에도 숨고 토양체질에도 숨게 됩니다.

토음체질의 좌수 3지맥은 금양체질의 경우처럼 선명하게 솟지는 않습니다. 또한 좌수 1지맥은 토양체질의 1지맥처럼 솟구치지 않습니다. 다만 토양체질의 1지맥의 세기가 약한 경우도 있으므로 그런 경험을 가졌다면 토음체질의 이런 1지맥을 보고 토양체질이라고 우선 감별할 것입니다.

토음체질 맥진법을 참고하십시오.

3. 금양체질과 금음체질의 감별

스티브 잡스는 무슨 체질인가요?

뭐 제가 스티브 잡스를 생전에 만나서 체질맥을 잡아 본 것은 아닙니다.

저는 스티브 잡스의 전기를 읽으며 평소 습관대로 그의 체질이 무엇일까 궁리해 보았습니다. 책을 읽기 전에 제가 가졌던 개념으로는 그가 금양체질인지 금음체질인지 명확하지 않았기 때문입니다. 그런데 다 읽고 나니 그가 금양체질일 거라는 확신이 생겼습니다.

스티브 잡스 전기에는 그의 체질을 판단할 만한 정보가 많았습니다. 그래서 강의를 할 때 수강생들에게 스티브 잡스 전기를 꼭 읽으라고 권하고 있습니다.

그런데 체질맥진에서도 금양체질과 금음체질을 감별하는 것은 아주 어려운 일입니다.

보통은 금음체질 체질맥을 잘 찾지 못하고 금음체질을 금양체질로 보게 됩니다. 금양체질을 금음체질로 보는 경우는 흔치 않습니다.

왜 그런가 하면 금양체질의 우수 2지맥이 비교적 선명하게 잡히기 때문입니다.

맥도 비교

체질	右				左			
	3	2	1		1	2	3	
Pul.								
Col.								

「1차 논문」 맥도를 보면 이해가 쉽습니다.

「1차 논문」 맥도 금음체질

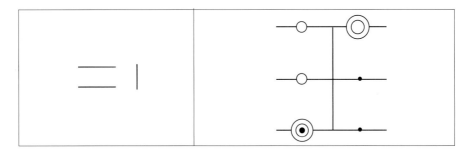

　금음체질의 체질맥은 우수 1지맥 말고 우수 2지에도 맥동이 있는 것 같은 기분이 듭니다. 어떤 때는 1.2.3지 전체에서 맥동이 있는 것 같기도 합니다. 그래서 금음체질을 수양체질이나 수음체질로 보는 경우도 있습니다.

　「1차 논문」 맥도를 보면 1指의 세기가 강하지만 2지와 3지에도 맥동 표시가 있습니다. 금음체질 右手에서 2.3指脈을 느낀다면 그것은 세손가락 균형의 문제만은 아닙니다. 금음체질의 체질맥이 그런 특성을 가지고 있습니다.

4. 목양체질과 목음체질의 감별

맥도 비교

체질	右			左			
	3	2	1	1	2	3	
Hep.							
Cho.							

두 체질은 모두 유동맥인데 체질맥의 움직임과 흐름이 정반대입니다. 목음체질의 체질맥은 깊이 압박하여 시작점을 찾는 것이 무엇보다도 중요합니다. 그런 후에 2지에서 3지로 향하는 흐름을 느껴야 합니다.

목양체질의 체질맥은 힘을 많이 주지 않고 살짝 잡아도 체질맥이 잘 나오지만, 목음체질의 경우에는 깊이 눌러야만 합니다.

목음체질 체질맥을 목양체질로, 혹은 토양체질이나 금양체질로도 잡는데 이런 경우는 모두 충분히 압박하지 않았기 때문입니다. 맥진시행자가 여성일 경우에 악력이 부족해서 그러기도 합니다.

5. 수양체질과 수음체질의 감별

蝸牛

脈이 수양체질 脈인 것도 같고, 수음체질 脈인 것 같기도 합니다.

어떻게 감별해야 합니까?

迷道

두 체질의 체질맥은 모두 流動脈입니다.

체질맥의 방향을 봅니다.

두 체질의 체질맥을 左手에서 구분하기는 어렵습니다.

그렇다면 右手에 집중해야 합니다.

맥도 비교

체질	右				左			
	3	2	1		1	2	3	
Ren.								
Ves.								

수양체질의 체질맥은 右手 3지에서 체간 쪽으로 가고, 수음체질의 체질맥은 3지에서 2지로 움직입니다. 이런 경우이니 아무래도 수음체질의 체질맥을 느

끼는 것이 좀 더 쉽습니다.

　　수양체질의 右手 3指에서 역행하는 체질맥은 많은 수련과 경험을 쌓아야 제대로 찾을 수 있습니다.

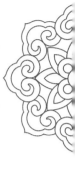

6. 금양체질과 목음체질의 감별

蝸牛

목음체질과 금양체질 맥도는 언뜻 비슷한 것 같기도 하고요, 의외로 이 두 체질을
감별하는 것이 어렵다는 분들이 많더군요.
두 체질의 성향은 많이 다를 것 같기도 한데요?

迷道

결국은 압박의 문제입니다.

[1] 목음체질인데 금양체질로 보는 경우

이 경우에는 압박이 충분하지 않아서 바닥에서 올라오는 右手 2지맥을 확실
하게 찾아내지 못하기 때문입니다.

左手 맥을 3지로 잡았다면 양쪽에 가하는 손의 압력이 서로 다르다는 뜻입니
다.

맥도 비교

체질	右				左			
	3	2	1		1	2	3	
Cho.								
Pul.								

[2] 금양체질인데 목음체질로 보는 경우

금양체질의 우수 2지맥이 약간 3지 쪽으로 치우치는 경우가 있습니다. 이럴 때는 목음체질 체질맥과 구별하기가 쉽지 않습니다. 맥이 도출되는 부위가 비슷해지기 때문입니다.

그럴 때는 좌수 3指脈에 집중해서 3지 고정맥을 발견해야 합니다. 그런데 집중한다고 해서 3지에 과도한 힘이 들어가면 3지맥을 만들어내는 경우도 있으니 주의해야 합니다.

7. 목음체질과 수음체질의 감별

迷道

네 그렇습니다. 저를 입문시켜준 선배가 당시에 맥진 실력이 썩 좋지 않았습니다. 그도 초보였습니다. 그리고 지금 생각하면 맥진하는 방법이 아주 엉성했습니다.

그리고 저도 막연하게 소음인[2]이라고 생각하던 시절이었습니다.

맥도 비교

체질	右				左			
	3	2	1		1	2	3	
Cho.								
Ves.								

이와 같이 목음체질을 수음체질로 감별하는 경우는 아직 초심자라는 증거입니다. 1.2.3지의 균형이 잡히지 않고 3지 쪽으로 치우친 것입니다. 이것은 초

---

2) 少陰人은 8체질 분류로 수양체질과 수음체질입니다.

심자의 전형적인 상태입니다.

그리고 체질맥이란 개념에 아직 익숙하지도 못한 상태입니다. 경험도 부족합니다.

두 체질의 체질맥은 모두 유동맥입니다. 맥의 움직임과 흐름이 정반대 아닙니까? 그러니까 압박하는 방법도 잘 모르는 상태라는 것입니다.

수음체질인데 목음체질로 보았다면 2지에 힘이 쏠린 것입니다.

두 체질을 확실하게 구분하려면 우수보다는 좌수 3지맥에 집중해야 합니다.

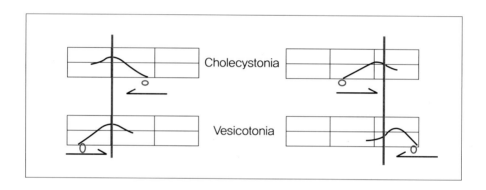

두 체질의 맥도에서 바닥면에 작은 동그라미로 표시한 곳은 체질맥의 시작점입니다.그리고 화살표로 표시한 것은 체질맥의 진행방향입니다. 시작점을 잘 찾는다면 두 체질을 감별하는 것은 어렵지 않습니다. 하지만 체질맥진이 서툴러서 시작점을 놓치게 되면 두 체질을 제대로 찾는 것은 쉽지 않습니다.

붉은 수직선의 위치에서 보면 두 체질의 맥이 차지하고 있는 맥의 위치나 높이는 거의 동일합니다. 그리고 두 체질의 우측맥은 이때가 頂點이고, 좌측맥은 거의 소실의 단계이므로 맥이 지닌 힘도 비슷합니다.

그러므로 무엇보다도 목음체질의 체질맥을 제대로 발견하기 위해서는 목음체질의 맥상이 보여주는 특성을 잘 이해하고, 목음체질의 맥이 심장으로부터 내려오는 흐름에 역행하여 시작하는 첫 지점을 발견하는 데 주력해야만 합니다.

8. 금양체질과 토양체질의 감별

蝸牛
토양체질이면서 금양체질로 잘못 감별을 받았는데 건강이 좋아지는 경우가 있다고 합니다.

迷道
토양체질인 사람이 자신의 평소 식생활을 바꿔서 금양체질 섭생을 하면, 체질침 치료를 받지 않는 경우에는 건강이 좋아집니다.

토양체질은 보통 잡식성입니다. 그리고 맵고 짠 자극적인 음식을 즐기는 경우가 많습니다. 그리고 육식도 즐기게 되고요. 그런데 이런 사람이 금양체질로 감별을 받고 다행히도 섭생을 잘 지킨다면 살도 빠지고 혈색도 맑아지고 몸이 가벼워집니다. 일단 자극적인 음식을 피했고, 생선과 채소를 많이 먹게 되었기 때문입니다.

그러면 자신은 금양체질이라고 계속 생각하고 살 수도 있습니다. 물론 체질침을 맞으면 잘못 감별한 것이 들통이 납니다. 그런 후에 자신이 금양체질이 아니라는 것을 잘 받아들이지 못하는 경우도 많이 보았습니다.

맥도 비교

체질	右				左			
	3	2	1		1	2	3	
Pul.								
Pan.								

맥도로 보면 우수 2지의 세기가 조금 다른데, 그래도 右手 2지맥으로는 두 체질을 감별할 수 없습니다.

그래서 당연하게도 좌수에 집중해야 합니다. 금양체질의 좌수 3지맥은 고정 맥이므로 좌수 3지의 정중앙으로 솟아납니다. 이것이 포인트입니다.

토양체질은 좌수 3지에 맥이 없습니다. 좌수 1지로 솟아오릅니다. 간혹 1지로 솟는 강도가 미약한 경우가 있습니다. 이것은 그 사람의 체력 정도나 건강 상태의 반영입니다. 이런 경우에는 우수 2지맥의 세기도 약하고 거의 바닥에 붙어 있게 됩니다.

간혹 금양체질의 우수 2지맥이 정중앙이 아니고 약간 3지 쪽으로 치우친 부위에서 나타나는 경우도 있습니다.

9. 목양체질과 토양체질의 감별

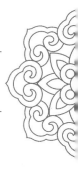

목양체질과 토양체질의 체질맥을 구분하는 것이 어려운가요?

이 두 체질을 맥진으로 감별할 수 있다면 그는 체질맥진의 개념이 확실하게 잡힌 사람입니다.

왜냐하면 토양체질의 체질맥은 고정맥이고 목양체질의 체질맥은 유동맥이기 때문입니다. 고정맥과 유동맥을 구분할 수 있다는 것은 개념이 확실하다는 증명입니다.

맥도 비교

체질	右			左		
	3	2	1	1	2	3
Hep.						
Pan.						

감별하려는 사람의 체질맥의 세기가 강할수록 두 체질을 감별하는데 어려움이 있습니다. 그런 경우에는 토양체질의 *右手* 2지맥은 마치 1지로 치우치듯이

보일 수 있기 때문입니다.

감별점은 목양체질의 右手 2지맥은 결코 1지 밖(末端 방향)으로 나가지 않는다는 점입니다. 그런데 토양체질의 우수 1지맥이 강한 경우에는 마치 流動脈인 것처럼 1지 밖으로 벗어나려는 듯 보입니다.

1지와 2지이 균형이 어긋나거나 누르는 방향에 조금 착오가 생겨도 두 체질의 체질맥을 서로 다른 쪽으로 보게 됩니다.

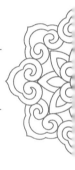

10. 금양체질과 목양체질의 감별

蝸牛

금양체질과 목양체질은 정반대의 체질인데, 이 두 체질의 감별에서도 어려운 점이 있습니까?

迷道

외형에 흔들리는 경우입니다.

목양체질을 금양체질로 보기는 어렵고, 통통하고 둥글둥글한 금양체질을 외형만 보고 지레 목양체질일 거라고 생각하는 것입니다.

맥도 비교

체질	右			左		
	3	2	1	1	2	3
Hep.						
Pul.						

이때는 右手 맥보다는 左手 3지맥의 발견이 중요합니다. 그리고 금양체질의 체질맥은 고정맥이고, 목양체질은 유동맥이면서 맥이 크고 선명하니 체질맥 자체가 어렵지는 않습니다. 선입견을 주의해야 합니다.

11. 토양체질과 목음체질의 감별

토양체질과 목음체질 감별의 요점은 무엇입니까?

다짜고짜 훅 들어오십니까? 서론도 없이. 어떤 체질이 이럴 것 같습니까?

두 체질의 감별 요점은 급하다는 선입견의 제거입니다.

진료실에 들어서자마자 안절부절 못하면서 급한 기운을 뿜어냅니다. 의자에 앉기도 전에 자신이 불편한 점을 토로합니다. 빨리 내 병을 고쳐내라는 태도입니다. 아픈 곳을 노출시킬 때도 깊은 부위라도 거리낌이 없습니다.

이러면 거의 토양체질입니다.

이것이 거대한 선입견이 됩니다.

'이 사람은 급한 사람이구나'

권도원 선생이 토양체질의 특징으로 제일 첫머리에 명시해 놓지 않았습니까?

맥도 비교

체질	右				左			
	3	2	1		1	2	3	
Pan.								
Cho.								

낮을 안 가리는 토음체질, 흥분 상태인 목음체질, 거침없는 금양체질, 熱이 뭉친 목양체질, 외향적인 금음체질도 급합니다.

그리고 토양체질이면서 첫 만남에서 차분한 사람들도 많습니다.

목음체질의 체질맥은 특별합니다. 양쪽 모두 2指에서 시작하여 3指로 움직입니다. 그러니 시작점을 꼭 발견하고 맥이 움직이는 방향을 잘 감지해야만 합니다. 충분히 압박하지 못하면 시작점을 놓치게 되고, 그렇게 되면 목음체질 체질맥을 감별해내기가 어렵습니다.

12. 토양체질과 금음체질의 감별

금음체질인데 토양체질로 보는 경우는 금음체질의 右手 맥에서 2指로 보는
것입니다.

좌수에서는 헷갈릴 것이 없는데 아무래도 손가락의 균형이 허물어진 경우라
고 할 수 있습니다.

맥도 비교

체질	右				左		
	3	2	1		1	2	3
Pan.		∩			∩		
Col.			∩				∩

토양체질 맥인데 금음체질로 보는 것은 흔치 않습니다. 만약 그렇게 보았다면 맥진시행자의 오른손의 균형이 3지 쪽으로 쏠리고 왼손은 1지 쪽으로 쏠린 것입니다.

13. 금양체질과 수음체질의 감별

蝸牛

故 이명복 선생의 경우에 권도원 선생이 오래도록 수음체질로 치료하였다고 하더군요. 그러다가 금양체질로 치료하면서 탁효를 보이기 시작했다는데요. 어떤 점에서 헷갈린 걸까요?

迷道

소화장애라는 선입견이지요. 금양체질은 내장구조에서 소화기가 약하지 않습니다.

체격도 작고 아주 말랐고 낮을 많이 가리고 내성적이고 소심한 듯한 사람이 와서, 아주 오래전부터 소화가 안 되어서 고생을 하고 있다고 호소한다면, '아 이 사람은 소화기관이 약하구나' 하면서 당연히 먼저 수음체질을 떠올릴 것입니다.

그리고 두 체질 모두 左手 3지맥이 있지 않습니까? 또 좌수 3지맥은 두 체질이 비슷합니다.

맥도 비교

체질	右				左			
	3	2	1		1	2	3	
Pul.								
Ves.								

    금양체질과 목음체질의 감별에서 말했듯이, 금양체질의 우수 2지맥이 3지쪽으로 약간 치우치는 경향을 보이는 경우도 있습니다. 그러니까 수음체질의 체질맥으로 오해될 소지가 많습니다. 무엇보다도 두 체질은 치료혈을 공유하기 때문에, 치료에서 영수가 반대라고 하여도 重病이 아닌 경우라면 일정한 기간 효과를 나타낼 수 있습니다. 그래서 감별이 더 어려워집니다. 자신의 초진 감별이 맞았다고 생각하기 때문입니다.

    이명복 선생의 경우에도 권도원 선생과 첫 만남 후에 2년 반이나 지나서, 세 번째 치료과정을 경과하는 동안에 체질감별이 잘못 되었음을 발견하였던 것입니다. 만약 그때 부작용이 나타나지 않았다면 이명복 선생은 영영 수음체질로 살아갔을 지도 모르는 일입니다.

    같은 개념으로 수음체질 체질맥을 금양체질로 감별할 수도 있습니다.

14. 금음체질과 수양체질의 감별

蝸牛

금음체질과 수양체질은 체격이나 성품이나 여러 면에서 닮아 있는 것 같습니다. 물론 체질맥에서도 감별이 곤란한 경우가 많습니다.

迷道

어깨가 넓고 마른 체형이면서 키가 크다면 더 그렇지요.

두 체질을 左手 3지에서 구별하기는 어렵습니다. 그래서 右手에서 감별점을 찾아야 합니다.

금음체질의 체질맥은 1지에서만 보이는 것이 아닙니다. 2.3지에도 있는 것처럼 보입니다. 그래서 수양체질이나 수음체질, 그리고 금양체질로 잘못 보게 되는 것입니다.

이런 경우에 수양체질의 右手 3지맥은 體幹 방향으로 역행한다는 것에 포인트가 있습니다. 그리고 금음체질의 右手 맥은 1指로 솟습니다.

맥도 비교

체질	右				左			
	3	2	1		1	2	3	
Ren.								
Col.								

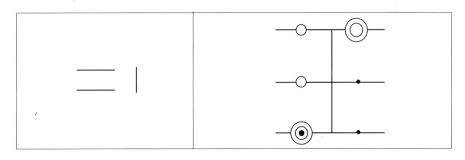

「1차 논문」 맥도 금음체질

15. 목양체질과 수음체질의 감별

蝸牛

맥도로 보면 전혀 헷갈릴 것 같지 않은데요. 목양체질을 수음체질로 감별한다던지, 반대로 수음체질을 목양체질로 보는 경우도 있습니다.
이런 경우는 왜 그럴까요?

迷道

체격에 의한 선입견이 작용하는 경우 같아요.

그렇지요. 이 두 체질은 맥이 나오는 위치도 다르고 세기도 다르지요. 그런데도 헷갈리는 경우가 있습니다.

체격이 좀 퉁퉁한 수음체질이거나 반대로 좀 깡마른 목양체질이 있습니다.

살집이 좀 있는 수음체질의 경우에는 소화장애에 대한 호소가 별로 없습니다. 그리고 맥진시행자가 3지에 힘이 충분히 들어가지 않으면, 수음체질의 체질맥이 2指脈인 것처럼 잡힐 수가 있습니다. 두 체질은 내장구조가 유사해서 그럴 가능성이 있습니다.

목양체질인데 수음체질로 보는 경우는 위와 반대로 목양체질에게 소화장애가 있는 것입니다. 그러니 목양체질이면서도 좀 말랐습니다. 이렇게 되면 또 선입견이 작용합니다. 나도 모르게 3指 쪽으로 집중하게 되는 것입니다.

맥도 비교

체질	右					左			
	3	2	1			1	2	3	
Hep.									
Ves.									

찾아보기

8체질의학의 키

체질맥진
Key of ECM

지은이　　　이강재
펴낸이　　　이정옥
펴낸곳　　杏林書院 [1923년 창립]

초판 1쇄 인쇄　　2017년　4월　5일
초판 1쇄 발행　　2017년　4월 10일

주소　　서울시 은평구 수색로 340, 202호
전화　　02) 597-4671/2, 02) 2269-4922
팩스　　02) 597-4676
e-mail　haenglim46@hanmail.net

등록번호　제25100-2015-000103호

ISBN　979-11-954078-6-6　93510

값　40,000원